Glückliche Menschen leben länger

Jordi Quoidbach

Glückliche Menschen leben länger

Experimentelle Streifzüge in die
Psychologie der Lebensführung

Aus dem Französischen übersetzt von
Jutta Bretthauer

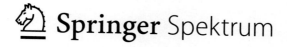

Titel der Originalausgabe: Pourquoi les gens vivent-ils plus longtemps?

Die Originalausgabe ist erschienen bei Dunod Éditeur S. A. Paris.
© Dunod, Paris, 2010.

Aus dem Französischen übersetzt von Jutta Bretthauer

Wichtiger Hinweis für den Benutzer
Der Verlag, der Herausgeber und die Autoren haben alle Sorgfalt walten lassen, um vollständige und akkurate Informationen in diesem Buch zu publizieren. Der Verlag übernimmt weder Garantie noch die juristische Verantwortung oder irgendeine Haftung für die Nutzung dieser Informationen, für deren Wirtschaftlichkeit oder fehlerfreie Funktion für einen bestimmten Zweck. Der Verlag übernimmt keine Gewähr dafür, dass die beschriebenen Verfahren, Programme usw. frei von Schutzrechten Dritter sind. Die Wiedergabe von Gebrauchsnamen, Handelsnamen, Warenbezeichnungen usw. in diesem Buch berechtigt auch ohne besondere Kennzeichnung nicht zu der Annahme, dass solche Namen im Sinne der Warenzeichen- und Markenschutz-Gesetzgebung als frei zu betrachten wären und daher von jedermann benutzt werden dürften.

Bibliografische Information der Deutschen Nationalbibliothek
Die Deutsche Nationalbibliothek verzeichnet diese Publikation in der Deutschen Nationalbibliografie; detaillierte bibliografische Daten sind im Internet über http://dnb.d-nb.de abrufbar.

Alle Rechte vorbehalten.
© Springer Spektrum | Springer-Verlag GmbH 2012

Springer Spektrum ist eine Marke von Springer DE. Springer DE ist Teil der Fachverlagsgruppe Springer Science+Business Media.
www.springer-spektrum.de

12 13 14 15 16   5 4 3 2 1

Das Werk einschließlich aller seiner Teile ist urheberrechtlich geschützt. Jede Verwertung außerhalb der engen Grenzen des Urheberrechtsgesetzes ist ohne Zustimmung des Verlages unzulässig und strafbar. Das gilt insbesondere für Vervielfältigungen, Übersetzungen, Mikroverfilmungen und die Einspeicherung und Verarbeitung in elektronischen Systemen.

Planung und Lektorat: Katharina Neuser-von Oettingen, Marion Krämer, Sabine Bartels
Redaktion: Tatjana Strasser
Satz: klartext, Heidelberg
Umschlaggestaltung: wsp design Werbeagentur GmbH, Heidelberg
Titelbild: Laurent Audouin, Poitiers

ISBN 978-3-8274-2856-1

Inhalt

Inhalt..	V
Danksagung..	IX
Vorwort..	XI

1 Glücklich sein 1
  1 Wissen Sie, ob Sie glücklich sind?..................... 3
  2 Gibt es eine Definition von Glück?..................... 6
  3 Warum ist es etwas anderes, ob man im Leben oder mit seinem Leben glücklich ist?................. 11
  4 Sind Sie im *Flow*?....................................... 13
  5 Ist das Glück wirklich nur eine Frage der Mathematik?... 18
  6 Wirkt Glück ansteckend?................................ 22
  7 Und wie steht es mit Ihrem persönlichen Glück?... 25

2 Glück und Gesellschaft 29
  8 In welchen Ländern lebt es sich am glücklichsten?. 31
  9 Warum sind die Dänen so glücklich?................. 35
  10 Wer strebt mehr nach dem Glück: Europäer und Amerikaner oder Asiaten?............................. 37
  11 Sind wir heute glücklicher als früher?............... 38

12 Warum sind die Wähler rechter Parteien glücklicher als die linker Parteien?........................ 40

3 Das Glück und seine Folgen 45
13 Warum leben glückliche Menschen länger?........ 47
14 Zahlt es sich aus, glücklich zu sein?.............. 51
15 Haben lächelnde Frauen bessere Heiratschancen?. . 53
16 Meine Herren, dürfen Sie glücklicher sein als Ihre Frau?.................................... 55
17 Was kümmert es den Glücklichen, ob andere unglücklich sind?............................ 57
18 Verändert Freude unsere Sicht auf die Welt?...... 60
19 Kann es sein, dass positive Gefühle uns gelegentlich rassistisch machen?................ 63

4 Das Glück: Mythen und Meinungen 65
20 Macht Geld glücklich?......................... 67
21 Ein großes Haus auf dem Land oder lieber eine kleine Wohnung ganz in der Nähe des Arbeitsplatzes?... 74
22 Ist eine gute Gesundheit Vorbedingung für das Glück?.................................. 77
23 Macht Schönheit glücklich?.................... 81
24 Machen Kinder glücklich?..................... 84
25 In welchem Alter ist man am glücklichsten?...... 90
26 Können wir voraussagen, was uns glücklich macht? 94

5 Die wahren Schlüssel zum Glück 103
27 Gibt es ein Glücks-Gen?....................... 105
28 Macht das Leben zu zweit wirklich glücklich?..... 113
29 Haben Sie häufig genug Geschlechtsverkehr?..... 116
30 Wie viele Freunde braucht der Mensch, um glücklich zu sein?............................ 118
31 Worüber unterhalten sich glückliche Menschen? . . 121
32 Wonach sollten wir streben?................... 122

33 Job, Karriere, Berufung? ... 124
34 Hängt unser Glück wirklich davon ab, wie wir denken? ... 127
35 Die Qual der Wahl? ... 131
36 Ist es möglich, sein Gehirn zu verändern? ... 136

6 Das Glück in der Praxis ... 141

37 Warum ist es besser, nichts zu wissen? ... 144
38 Sollten wir das gute alte Tagebuch wieder hervorholen? ... 147
39 Woran denken Sie vor dem Schlafengehen? ... 152
40 Lohnt sich der Besuch beim Psychotherapeuten? ... 154
41 Soll man sich jeden Morgen vor dem Spiegel sagen: „Du bist toll!"? ... 157
42 Machen Ferienreisen wirklich glücklich? ... 160
43 Was macht glücklicher: Sein Geld für sich selbst auszugeben oder für andere? ... 162
44 Warum macht Lächeln glücklich? ... 165
45 Gute Laune durch Sport? ... 168
46 Warum tut Meditation Ihnen gut? ... 171
47 Wie lässt sich Freude unter Laborbedingungen erzeugen? ... 175
48 Was tun Sie, wenn alles in bester Ordnung ist? ... 177
49 Warum können uns Werbeunterbrechungen im Fernsehen glücklicher machen? ... 180
50 Wer nicht glücklich ist, sollte keine Weinseminare besuchen – aber warum? ... 181
51 Warum sollten wir dankbar sein? ... 184
52 Anstelle eines Schlusswortes eine letzte Frage: Warum tut Abwechslung not? ... 186

Literatur ... 189

Index ... 205

Danksagung

Ohne die Mitarbeit und Unterstützung meiner Familie, meiner Kollegen und meines Verlags wäre dieses Buch nicht zustande gekommen. Ganz besonders möchte ich meiner Mutter, Joëlle Godefroid, danken, die mir eine wertvolle Hilfe war und viele Stunden auf die peinlich genaue Lektüre dieses Werks verwendet hat.

Mein herzlicher Dank gilt außerdem meinen Verlegern Jean Henriet und Marie-Laure Davezac-Duhem für ihre Begeisterung und ihre Flexibilität.

Ebenfalls bedanken möchte ich mich bei Professor Michel Hansenne von der Universität Lüttich und bei Frau Professor Elizabeth Dunn von der Universität von British Columbia, die meine Forschungen zum Thema Glück in all den Jahren unterstützt haben.

Ich bin Frau Professor Moïra Mikolajczak von der Katholischen Universität Löwen sehr dankbar für ihre klugen Ratschläge und ihre treue Unterstützung. Und nicht zuletzt gilt mein Dank all meinen Freunden, die mich immer wieder ermutigt haben, Cécile, Delphine, John, Dims, Bils, Pierre, Steve, Ilios, Charles-Henri, Fabian, Luc, Gauthier, Janusz … und vor allem natürlich Gaëlle, ohne die dieses Buch niemals geschrieben worden wäre.

Vorwort

Es war einmal ein einfacher Steinmetz, der lebte ruhig und vergnügt am Fuße eines hohen Berges. Aus diesem brach er Felsbrocken heraus, um daraus Häuser zu bauen. Mit seinem Schicksal war er zufrieden, bis zu jenem Tag …, an dem er zu Arbeiten in das Haus eines reichen Gutsherrn aus der Umgebung gerufen wurde. Dort entdeckte er die Herrlichkeiten eines Lebens in Luxus und Überfluss: ein prunkvolles Heim, seidene Kleider, erlesene Speisen, liebreizende Gespielinnen und vieles mehr. Von dem Augenblick an war er um den Schlaf gebracht, denn immer wieder musste er an all diese Pracht denken, und sein Leben erschien ihm plötzlich freudlos. „Ach", klagte er, „wenn ich doch reich wäre, wie glücklich wäre ich dann!" Der Berggeist hörte sein Klagen.

- Dein Wunsch ist erhört worden, Steinmetz. Du sollst reich und somit glücklich sein.

Gesagt, getan. Der Steinmetz wurde zum reichen Kaufmann und war zufrieden mit seinem Los, bis zu jenem Tag …, an dem er den König sah, der in einer Sänfte vorbeigetragen wurde und vor dem sich alles Volk am Wegrand verneigte. Was war denn all sein Reichtum wert, verglichen mit der Macht des Königs und der Bewunderung, die ihm gezollt wurde? „Ach", seufzte er, „wäre ich doch König, wie glücklich wäre ich dann!" Und der Berggeist hörte sein Klagen.

- Dein Wunsch ist erhört worden, Kaufmann. Du sollst ein König sein und somit glücklich.

Gesagt, getan. Aus dem Kaufmann wurde ein hochverehrter König, und er war mit seinem Schicksal zufrieden, bis zu jenem Tag …, an dem die Sonne ihre sengenden Strahlen unerbittlich auf sein Land hernieder sandte. Nun war er doch König, konnte sich aber dennoch nicht vor der Hitze schützen und besaß nichts, womit er sich der Macht der Herrscherin des Himmels hätte entgegenstellen können. Verärgert rief er aus: „Was nützen mir Thron und Reichtum, wenn die Sonne mächtiger ist als ich? Ach, wäre ich doch die Sonne, wie glücklich wäre ich!" Und wieder hörte der Berggeist sein Klagen.

- Dein Wunsch ist erhört worden, König. Du sollst die Sonne sein und somit glücklich.

Gesagt, getan. Nun war er die allmächtige Sonne, die mit ihren Strahlen alles Lebendige traf: die Reichen und die Armen, die Schwachen und die Mächtigen, die Pflanzen und die Tiere. Alle waren sie seiner Macht unterworfen, und alle verdorrten sie. Jetzt war er mit seinem Schicksal zufrieden, bis zu jenem Tag …, an dem er gewahr wurde, dass der Berg immer noch unverrückbar da stand und in die Höhe ragte. Voller Zorn schrie er: „Was nützt mir all meine Macht, wenn man ihr noch trotzen kann? Ach, wäre ich doch der Berg, wie glücklich wäre ich dann!" Und wieder hörte der Berggeist sein Klagen.

- Dein Wunsch, Sonne, ist erhört worden. Du sollst der Berg und somit glücklich sein.

Gesagt, getan. Er wurde zum unsterblichen Berg und war mit seinem Schicksal zufrieden, bis zu jenem Tag …, an dem ihn irgendetwas an seinem Fuß juckte. Da erblickte er unten, ganz weit unten einen einfachen Steinmetz, der gerade dabei war, einen Felsbrocken aus dem Berg herauszuschlagen, um daraus Häuser zu bauen …

Dieses Buch richtet sich an den einfachen Steinmetz in jedem von uns.

Wer von uns hat sich denn nicht schon einmal gewünscht, reicher oder mächtiger zu sein und bewundert zu werden …, weil er glaubte, er wäre dann glücklicher. Diese universale Suche nach dem Glück, die seit ewigen Zeiten überall auf der Welt geführt wird, hat die Schriftsteller, Philosophen und Dichter seit jeher fasziniert. Die Zahl der Arbeiten über die Persönlichkeitsentwicklung, die uns versprechen, wir könnten mit Hilfe einiger Wunderrezepte das Glück erlangen, ist heute ins Unermessliche gestiegen.

Neben dieser manchmal grob vereinfachenden Literatur über die persönliche Entwicklung schreitet die wissenschaftliche Forschung zum Thema Glück seit 30 Jahren mit Riesenschritten voran und fegt dabei etliche der überkommenen Vorstellungen hinweg. Denn das Glück ist offensichtlich nicht nur die *Folge* eines erfolgreichen, langen und erfüllten Lebens, sondern auch dessen *Ursache*. Ja, sich glücklich zu fühlen … macht glücklich! Und das ist keine Binsenweisheit. In diesem Buch werden Sie erfahren, dass das Glück oftmals da ist, wo wir es nicht erwarten, und dass es alle Bereiche unseres Lebens positiv beeinflusst: unsere Gesundheit, unsere sozialen Beziehungen, unser Liebesleben, den beruflichen Erfolg usw.

Anhand der überzeugendsten Labor- und Feldversuche zeigen wir in diesem Buch die Ursachen und die Folgen des Glücks im Einzelnen auf und verraten, welche praktischen Ratschläge für ein glückliches Leben uns die Forschung gibt.

Sie werden sehen, nach der Lektüre dieses Buches birgt das Glück für Sie (fast) keine Geheimnisse mehr.

1
Glücklich sein

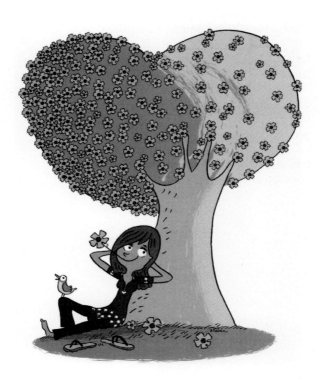

Inhaltsübersicht

1. **Wissen Sie, ob Sie glücklich sind?**
   Die Auswirkungen von Stimmung und Erwartung...... 3

2. **Gibt es eine Definition von Glück?**
   Subjektives und psychologisches Wohlbefinden........ 6

3. **Warum ist es etwas anderes, ob man im Leben oder mit seinem Leben glücklich ist?**
   Erlebtes Glück und erinnertes Glück 11

4. **Sind Sie im *Flow*?**
   Die Psychologie des optimalen Erlebens.............. 13

5. **Ist das Glück wirklich nur eine Frage der Mathematik?**
   Das Losada-Verhältnis........................... 18

6. **Wirkt Glück ansteckend?**
   Wie sich das Glück im gesellschaftlichen Umfeld verbreitet....................................... 22

7. **Und wie steht es mit Ihrem persönlichen Glück?**
   Die subjektive Glücksskala 25

1 Wissen Sie, ob Sie glücklich sind?
Die Auswirkungen von Stimmung und Erwartung

Trotz der Fortschritte der Wissenschaft auf den Gebieten der zerebralen Bildgebung und der Psychoneuroendokrinologie gibt es bis heute noch kein objektives Messverfahren, das es ermöglicht, das Glück eines Menschen genau zu erfassen. Solange die Forscher noch auf die Erfindung eines Wunderthermometers warten, mit dem sich so leicht wie beim Fiebermessen der Grad des Wohlbefindens bestimmen lässt, müssen sie sich mit dem besten Indikator zufrieden geben, den sie bisher haben, nämlich mit der einfachen Frage: „Sind Sie glücklich?" Deshalb stammen die allermeisten wissenschaftlichen Erkenntnisse zum Thema Glück aus Studien, in denen die Teilnehmer gebeten wurden, den Grad ihres Wohlbefindens oder ihrer Zufriedenheit im Leben auf einer Zahlenskala anzugeben.

Aber wissen wir wirklich, ob wir glücklich sind?

Diese Frage hat sich Norbert Schwarz gestellt. Zusammen mit seinen Mitarbeitern hat er in einer Reihe von Untersuchungen versucht festzustellen, wie Menschen ganz allgemein den Grad ihrer Zufriedenheit im Leben bewerten (Schwarz & Strack, 1991). In einer dieser Untersuchungen hat es die Wissenschaftler interessiert, wie sich Stimmungen auf die Beurteilung der Zufriedenheit auswirken. Bevor der Versuchsleiter die Probanden zum Grad ihres Wohlbefindens befragte, bat er sie, doch bitte einige Fotokopien für ihn zu machen: Heimlich war zuvor ein 10-Cent-Stück auf die Platte des Fotokopierers gelegt worden, allerdings nur für die Hälfte der Teilnehmer. Die Ergebnisse dieser einfachen Manipulation sind erstaunlich. Die Tatsache, dass sie armselige 10 Cent gefunden hatten, reichte aus, dass die „Glückspilze" unter den Versuchsteilnehmern ihr Leben insgesamt als befriedigender empfanden als die Personen in der Kontrollgruppe. Die gleichen Resultate erzielten die Forscher später auch, wenn sie die Stimmung der Probanden auf andere Weise manipulierten; indem sie beispielsweise an einige Teilnehmer vor der Befragung Schokoladenriegel verschenkten (an andere hingegen nicht), oder indem sie einige der Teilnehmer an einem sonnigen, andere an einem regnerischen Tag befragten bzw. nach dem Sieg oder der Niederlage ihrer jeweiligen Lieblingsfußballmannschaft. Aus jedem einzelnen Fall lässt sich folgende Schlussfolgerung ziehen: Unser Urteil darüber, wie zufrieden wir mit unserem Leben insgesamt sind, hängt zu 41–53 Prozent davon ab, in welcher Stimmung wir uns gerade befinden.

Warum hat die Stimmung des jeweiligen Augenblicks einen so großen Einfluss? Die Psychologen vermuten, dass es dafür im Wesentlichen zwei Gründe gibt.

Zum einen ist die Frage, ob wir glücklich sind, ganz besonders komplex. Da es uns nur sehr schwer möglich ist, umfassend darüber Auskunft zu geben, wie zufrieden wir mit all den verschiedenen Facetten sind, die unser Leben ausmachen, tendieren wir dazu, bei der Beurteilung von unseren momentanen Empfindungen auszugehen: Das ist zwar ohne Frage ein nicht sehr genauer Indikator, verlangt aber von uns weniger intellektuelle Anstrengung als eine vielschichtige Analyse.

Die zweite Begründung stützt sich auf das, was die Gedächtnisspezialisten die *Auswirkung der Stimmungskongruenz* nennen. Unsere Stimmung beeinflusst unser Erinnerungsvermögen dahingehend, dass unsere Erinnerungen häufig mit unserem momentanen Gefühlszustand übereinstimmen. Will man beispielsweise Aussagen über die positive oder negative Stimmung von Personen machen und fordert sie deshalb auf, sich zunächst einmal eine Liste mit Wörtern anzuschauen, so zeigt sich, dass sich die fröhlichen Teilnehmer später eher an positive Begriffe erinnern und die traurigen vorwiegend an negative (Ucros, 1989). Zieht also ein gut gelaunter Mensch Bilanz über sein Leben, so wird er sich eher an die positiven Dinge erinnern als an die negativen. Und zweifellos wird er dann zu der Überzeugung gelangen, dass er relativ glücklich ist.

1 Glücklich sein

Nicht nur unsere Stimmung spielt uns einen Streich. Der Nobelpreisträger für Ökonomie, Daniel Kahneman, hat aufgezeigt, dass auch noch etwas Anderes unser Urteil über unsere Zufriedenheit im Leben ganz erheblich beeinflussen kann: nämlich unsere *falschen Vorstellungen* (*focusing illusions*).

Nehmen wir einmal an, Sie würden gefragt, wer glücklicher sei, die Menschen im Norden Frankreichs oder die im Süden. Wenn Sie meinen, es seien die Südfranzosen, so erliegen Sie sicherlich, genau wie Kad Merad in dem Film *Willkommen bei den Sch'tis*, einer falschen Vorstellung. Das heißt, sie messen wahrscheinlich dem in der Frage anklingenden Kriterium – in diesem Fall dem Klima – eine zu große Bedeutung bei und vergessen, dass die wesentlichen Quellen für das Glück (ein erfülltes Familienleben, Freunde, die Qualität der Arbeit usw.) in beiden Regionen die gleichen sind.

Eine Untersuchung von Strack, Martin und Schwarz (1988) veranschaulicht dieses Phänomen. Stellt man Studenten die Frage: „Wie glücklich sind Sie in Ihrem Leben?" und will danach von ihnen wissen „Wie oft haben Sie sich im vergangenen Monat mit Ihrer Freundin getroffen?", so ist die Relation zwischen diesen beiden Variablen absolut gleich Null. Dreht man aber die Reihenfolge der Fragen um, so korrelieren die Zahl der Rendezvous und die Empfindung des Glücklichseins sehr stark positiv miteinander: Die „Singles" halten sich für sehr viel weniger glücklich als die Don Juans. Die Probanden messen ihrem Liebesleben bei der Einschätzung ihres allgemeinen Glücks eine übermäßige Bedeutung zu, weil sie zuerst danach gefragt worden sind.

Wenn unsere subjektiven Einschätzungen derart stark beeinflussbar sind, ist es dann nicht eigentlich unmöglich zu erfassen, ob jemand glücklich ist? Nicht unbedingt.

In den oben angeführten Untersuchungen findet sich stets eine Konstante wieder: Die Auswirkungen der Stimmung oder der falschen Vorstellungen verschwinden, sobald sich die Teilnehmer deren Einfluss bewusst gemacht hatten. Es reicht beispielsweise aus, den Probanden vor der Befragung über ihre Zufriedenheit im Leben die Frage zu stellen: „Wie fühlen Sie sich heute?" oder „Wie ist das Klima in Ihrer Heimatregion?", um den Einfluss dieser Faktoren auf die Beurteilung zu neutralisieren. Trifft man diese Vorkehrungen, so scheinen die Angaben der Versuchspersonen über den Grad ihres Glücks relativ zuverlässig zu sein.

2 Gibt es eine Definition von Glück?
Subjektives und psychologisches Wohlbefinden

„Glücklich sein, was bedeutet das denn eigentlich?", werden Sie mich fragen. Das ist eine sehr komplexe Frage. Um sie zu beantworten, stellen Sie sich zunächst einmal Folgendes vor. Wissenschaftler geben bekannt, sie hätten eine Glücksmaschine konstruiert. Sobald Ihr Gehirn einmal mit diesem eindrucksvollen Gerät verbunden ist, werden Sie den Rest Ihres Lebens so verbringen, wie Sie es sich stets erträumt haben. Nichts wird mehr unmöglich sein! Es kommt noch besser: Das Gerät ist mit einem System ausgerüstet, das Sie vollkommen vergessen lässt, dass Sie an den Apparat angeschlossen sind. Es ist Ihnen deshalb unmöglich zu wissen, ob das, was Sie erleben, real ist oder nicht. Frage: Möchten Sie wirklich mit einem solchen Gerät verbunden sein? Kann man ein Leben, das ausschließlich aus freudigen Empfindungen besteht, als ein glückliches Leben bezeichnen?

Über diese Frage sind sich (abgesehen von den Computern) Denker und Philosophen seit der Antike uneins. Seit über 2000 Jahren unterscheidet man zwischen jenen, für die das Glück darin besteht, was wir hier und jetzt *empfinden* (etwa die Epikureer oder Erasmus), und denjenigen, die ihnen ein entschiedenes „Nein" entgegenhalten und sagen, ohne Tugend, d. h. ohne ein moralisch einwandfrei geführtes Leben, sei Glück nicht möglich (Aristoteles). Die gleiche Spaltung gibt es auch bei den Wissenschaftlern von heute, nur formuliert man es jetzt anders. Für die einen besteht das Glück darin, viele positive und wenige negative Empfindungen zu haben und ganz allgemein zufrieden mit dem Leben zu sein. Den anderen geht es dagegen darum, dem eigenen Leben einen Sinn zu verleihen, sich selbst anzunehmen, erfüllte soziale Beziehungen zu pflegen und, wie man so schön sagt, sich „vollkommen zu verwirklichen". Nach Ansicht der Ersteren, der Anhänger des *subjective well-being* (des subjektiven Wohlbefindens), kann jemand, dem es Freude bereitet, süße kleine Kätzchen zu quälen, darin sehr wohl sein Glück finden. Die Verfechter des *psychological well-being* (des psychologischen Wohlbefindens) sind dagegen eher überzeugt davon, dass ein solcher Mensch unmöglich glücklich sein kann und dringend in psychiatrische Behandlung gehört! Manch einer geht sogar so weit zu behaupten, ein alter Nazi, der es sich an einem südamerikanischen Strand wohl sein lässt, sei nicht wirklich glücklich, ein frommer Missionar hingegen sei es sehr wohl, selbst wenn er von Kannibalen verspeist wird.

Die große Mehrheit der Wissenschaftler vertritt heute die Auffassung des *subjective well-being.* Auf diese Art des *empfundenen* Glücks beziehen sich auch die verschiedenen Experimente, die wir in diesem Buch schildern. Es findet sich zwar immer noch der eine oder andere Vertreter des *psychological well-being,* aber diese Richtung beruht, das muss einfach gesagt werden, doch eher auf moralisierenden Werten. Außerdem ist es eine durch und durch westliche Denkweise. Es ist keineswegs sicher, ob ein Indio aus dem Amazonasgebiet es für sein persönliches Glück für wichtig erachtet, dass in seinem Leben alle fünf Stufen der Maslowschen Bedürfnispyramide, von den elementaren physiologischen Erfordernissen über Sicherheit, soziale und individuelle Bedürfnisse bis hin zur Selbstverwirklichung, erfüllt sind. Geht es letztendlich nicht im Wesentlichen darum, ob ein Mensch sich glücklich *fühlt*?

Wenn in den meisten wissenschaftlichen Studien das Glück unter dem Gesichtspunkt des subjektiven Wohlbefindens und somit der Emotionen betrachtet wird, so muss Einigkeit darüber herrschen, welche positiven Empfindungen glücklich machen. Hier spielt anscheinend die Kultur eine ausschlaggebende Rolle. Amerikaner beispielsweise verbinden mit Glück die Vorstellung von Fröhlichkeit, Energie und Dynamik; sie schätzen starke und berauschende Emotionen. Inder und Chinesen hingegen verstehen unter Glück eher einen Zustand des Friedens und der inneren Harmonie; sie bevorzugen weniger intensive und heitere Gefühle. Diese unterschiedlichen Einstellungen werden übrigens bereits in frühester Kindheit erworben, und zwar vor allem über die Geschichten, die Kindern erzählt werden.

> Professor Jeanne Tsai und ihre Kollegen (2007) von der Stanford Universität haben die Kinderliteratur in den Vereinigten Staaten und in Taiwan verglichen, um zu sehen, ob es in der Art und Weise, wie in den Büchern Glück dargestellt wird, Unterschiede gibt. Zu diesem Zweck haben sie in jedem Land 20 Bestseller für Kinder im Alter von vier bis acht Jahren ausgewählt und überprüft. Dabei galt ihr Augenmerk folgenden drei Kriterien:
> - *den Handlungen der Protagonisten der Geschichte.* Die einzelnen Handlungen jeder Person wurden auf einer Erregungsskala von 1 (die Person sitzt oder schläft) bis 3 (die Person läuft, spielt, springt usw.) eingetragen. Die Werte wurden danach addiert, um einen Gesamterregungswert zu erhalten;
> - *der Intensität der von den Protagonisten gezeigten Emotionen.* Jede im Buch enthaltene Zeichnung wurde danach kodiert, ob die jeweilige Person geringe oder ausgeprägte Emotionen zeigte (geschlossener Mund, weit geöffneter Mund, neutraler Blick oder intensiver Blick …);
> - *der Breite des Lächelns.* Bei jeder Figur, die lächelte, wurde gemessen, welchen Raum das Lächeln im Verhältnis zum gesamten Gesicht einnahm.

1 Glücklich sein

Entsprechend den kulturellen Unterschieden im Erwachsenenalter ging es in den amerikanischen Kinderbüchern im Allgemeinen eher um „aufregende" Tätigkeiten, und die abgebildeten Personen sahen fröhlicher und ausgelassener aus (siehe nachfolgende Tabelle). Außerdem nahm das Lächeln auf den Gesichtern der Personen in den amerikanischen Geschichten durchschnittlich 15 Prozent mehr Raum ein als bei den taiwanesischen.

Beschreibung	Gesicht	Häufigkeit des gezeigten Ausdrucks in %	
		USA	Taiwan
neutraler Blick		2 %	4 %
weit aufgerissene Augen		14 %	6 %
hochgezogene Brauen		8 %	5 %
heruntergezogene Mundwinkel		19 %	14 %
geöffneter Mund		20 %	16 %
„erregter" Gesichtausdruck		7 %	6 %
„ruhiger" Gesichtsausdruck		3 %	11 %

Und was soll das? Fragt man die Kinder, welches der beiden Gesichter (das erregte oder das ruhige) glücklicher aussehe, so ist die Wahrscheinlichkeit, dass sich kleine Amerikaner für das erregte Gesicht entscheiden, achtmal so hoch wie bei den taiwanesischen Kindern.

In einem dritten Teil der Untersuchung schließlich haben die Forscher – und das wird sicherlich all jene von Ihnen interessieren, die Kinder haben – Kindern unterschiedlicher Nationalitäten Geschichten des einen oder des anderen Typs vorgelesen (amerikanische oder taiwanesische) und ihnen hinterher entweder ruhige oder lebhafte Beschäftigungen angeboten (etwa rhythmisches Klopfen oder wildes Trommeln auf einem Schlagzeug). Wie zu erwarten, gaben die Kinder, denen man eine (ruhige) Geschichte aus Taiwan erzählt hatte, einer ruhigen Betätigung den Vorzug, wohingegen die anderen, die eine amerikanische Geschichte gehört hatten, sich lieber für lebhafte Aktivitäten entschieden.

Liebe Eltern, Zuhören heißt das Geheimnis! Wollen Sie Kinder wie kleine Zen-Buddhisten, dann wäre es vielleicht an der Zeit, mit ihnen die schöne Welt von Büchern wie *Das verwunschene Reisfeld* oder *Die wundersame Reise des kleinen Mönchs Tschin Tschin* zu entdecken …

Fazit

Es gibt offensichtlich viele verschiedene Auffassungen von Glück, doch in der Wissenschaft hat sich heute diejenige durchgesetzt, wonach sich das Glück aus „vielen positiven und wenigen negativen Empfindungen sowie einem starken Gefühl der Zufriedenheit im Leben" zusammensetzt. Dieser Begriff des *subjective wellbeing* lässt sich leicht überprüfen. Er ist auf alle Kulturen übertragbar, auch wenn nicht überall auf der Welt die gleiche Intensität an emotionaler Empfindung notwendig ist, um Glück zu erleben. Und jeder von uns lernt in seiner Kultur schon von Kindesbeinen an, welche Gefühle ihm zu seinem Glück verhelfen.

3 Warum ist es etwas anderes, ob man im Leben oder mit seinem Leben glücklich ist?
Erlebtes Glück und erinnertes Glück

Wie wir gesehen haben, gibt es im Wesentlichen zwei Auffassungen von Glück: ein subjektives oder *hedonistisches* (auf Vergnügen und Befriedigung ausgerichtetes) und ein psychologisches oder *eudämonistisches* (auf ein gerechtes und erfülltes Leben abzielendes) Glücksverständnis. Wir haben auch gesehen, dass sich das hedonistische Glück – jene Art von Glück, die am häufigsten wissenschaftlich untersucht wird – immer noch am besten erfassen lässt, indem man die Menschen nach ihrem subjektiven Empfinden fragt: „Sind Sie glücklich?" Aber worauf genau bezieht sich diese Frage? Worauf stützen die Befragten sich bei ihrer Antwort?

Nach Ansicht des Psychologen und Nobelpreisträgers Daniel Kahneman verwenden wir den Begriff „Glück" unterschiedslos für zwei grundlegend verschiedene Aspekte des menschlichen Bewusstseins. Man kann glücklich *in* seinem Leben sein, d. h. im Alltag häufig Glücksgefühle erleben, und man kann *mit* seinem Leben zufrieden und glücklich sein, d. h. rückblickend zu dem Urteil gelangen, glücklich zu sein. Das „Glücklichsein in seinem Leben" hat mit dem „Ich der Erfahrung" zu tun, mit dem Bewusstsein für die Gegenwart, für das Hier und Jetzt. Das ist jener Teil in uns, der uns mit „Ja" antworten lässt, wenn uns der Arzt auf den Magen drückt und fragt: „Tut es hier weh?" Beim „Glücklichsein mit dem Leben" dagegen geht es um das „Ich der Erinnerung", um das, was uns von unserem Erleben im Gedächtnis bleibt. Dieses lässt uns antworten: „Gar nicht so schlecht", wenn der Arzt uns fragt: „Wie fühlen Sie sich denn so in letzter Zeit?"

Das Problem besteht nur darin, dass unsere Erinnerung an ein Erlebnis nur selten das Erlebte in seiner ganzen Breite widerspiegelt. Für eine schöne Erinnerung (an eine Reise, ein Gespräch, eine Liebesbeziehung ...) ist nämlich am wichtigsten, wie das Erlebte ausgegangen ist.

In einem ganz besonders gewagten Experiment, dessen Ergebnisse später in zahlreichen Wiederholungen bestätigt wurden, haben Redelmeier und seine Mitarbeiter (2003) etwa 650 Patienten, die sich gerade einer Darmspiegelung (Koloskopie) unterzogen hatten, gebeten, auf einer Skala von 1 bis 10 anzugeben, wie unangenehm sie die Untersuchung fanden. Die Versuchsteilnehmer waren zuvor nach dem Zufallsprinzip in zwei Gruppen aufgeteilt worden. Bei der einen Hälfte der Patienten wurde eine herkömmliche Darmspiegelung vorgenommen, bei der anderen verlängerte man dasselbe Verfahren um eine kurze Zeit, in der die Sonde im Darm gelassen wurde, ohne sie zu bewegen (das ist relativ unangenehm, aber nicht ganz so unangenehm wie die Koloskopie an sich). Objektiv betrachtet, hatten die Probanden dieser zweiten Gruppe eine schlimmere Erfahrung gemacht (60 Minuten für die reguläre Untersuchung plus zehn Minuten mit der Sonde gegenüber 60 Minuten einfacher Darmspiegelung), und dennoch empfanden sie die Untersuchung rückblickend als weniger unangenehm! Als man nämlich die Patienten bat anzugeben, wie unangenehm sie das Prozedere insgesamt empfunden hätten, gaben die Probanden der „herkömmlichen" Gruppe einen mittleren Wert von 4,9 an, die der „verlängerten" Gruppe hingegen nur einen von 4,4. Im folgenden Jahr war außerdem die Zahl derjenigen, die im Rahmen ihres jährlichen Gesundheitschecks erneut um eine Darmspiegelung baten, in der zweiten Gruppe um 40 Prozent höher.

Wir sehen, unsere realen angenehmen oder unangenehmen Erfahrungen und die Erinnerung, die wir daran haben, stimmen nicht immer vollkommen überein. Was ist nun aber schlussendlich wichtiger für unser Glück, das Erlebte oder die Erinnerung daran? Diese Frage ist immer noch nicht entschieden, und die Antwort hängt sicherlich zum Teil auch von jedem Einzelnen ab. Stellen Sie sich einmal Folgendes vor: Man bietet Ihnen die Ferien an, von denen Sie schon immer geträumt haben. Sie können sich jedes Ziel in der Welt aussuchen und absolut alles tun, was Sie wollen. Wohin würden Sie reisen? Und würde es etwas ändern, wenn ich als Bedingung hinzufügte, dass Sie keinerlei Erinnerung an diese Ferien mit nach Hause bringen würden? Wären Sie dann immer noch bereit, mit dem Rucksack durch Südamerika zu touren, wo Sie es sich doch auch in einem 5-Sterne-Hotel bequem machen könnten?

Lassen wir dieses absurde Szenario beiseite. Aber es wäre dennoch interessant für unser Glück, wenn wir uns regelmäßig die Frage stellten: „Wenn ich mich an das, was ich gerade tue oder tun will, später überhaupt nicht mehr erinnern könnte, würde ich es dann trotzdem tun?"

4 Sind Sie im *Flow*?
Die Psychologie des optimalen Erlebens

Die positiven Empfindungen sind einer der Schlüssel zum Glück. Freude, Dankbarkeit, Begeisterung, Interesse ... tragen aktiv zu unserem Wohlbefinden bei. Aber kennen Sie den *Flow*?

Waren Sie von dem, was Sie gerade taten – schreiben, im Internet surfen oder einfach mit anderen diskutieren – , schon einmal so gefangen genommen, dass Ihnen dabei jegliches Zeitgefühl abhanden kam? Möglicherweise haben Sie in einer solchen Situation nicht einmal bemerkt, dass Sie Hunger hatten, der Rücken weh tat oder dass Sie schon seit geraumer Zeit hätten auf die Toilette gehen müssen! Wenn Sie auf diese Fragen mit „Ja" antworten, haben Sie schon einmal das erlebt, was Mihaly Csikszentmihaly (Hochachtung dem, der diesen Namen aussprechen kann!) eine „Flow"-Erfahrung nennt.

Unter *Flow* (zu Deutsch Fluss, Fließen) versteht er jenen angenehmen Zustand der Konzentration auf eine fesselnde Tätigkeit und deren Beherrschung, in dem wir zutiefst versunken sind und sogar Zeit und Raum vergessen. In einem Zustand des *Flow* empfinden wir uns im Allgemeinen stark und effizient, auf dem Gipfel unserer Fähigkeiten. Wir vergessen alles um uns herum und tun Dinge einfach um des Vergnügens willen.

Manche Wissenschaftler meinen, das Gefühl des *Flow* sei ein, wenn nicht *der* unabdingbare Bestandteil des Glücks. Csikszentmihaly hat in den vergangenen dreißig Jahren über 8000 Personen befragt, die von ihrer Arbeit oder ihrem Hobby begeistert waren (von Dominikanermönchen über Extremkletterer und Hirten aus dem Stamm der Navajo-Indianer bis hin zu Kunstmalern). Unabhängig von ihrer jeweiligen Kultur oder ihrem Beruf zeigte sich bei all diesen von ihrer Tätigkeit begeisterten Menschen eines: Das höchste Glück erlebten sie alle, wenn sie in den Zustand des *Flow* gerieten, oder, um es mit den Sportlern zu sagen, wenn sie „an ihre Grenzen stießen"; die Künstler mussten den „kreativen Impuls" spüren und die religiösen Mystiker „in Ekstase" geraten …

Wie steht es mit Ihnen? Wie häufig machen Herr und Frau Jedermann die Erfahrung des *Flow*?

> Um das herauszufinden, hat Csikszentmihaly (1990) in einer repräsentative Stichprobe 6496 Deutsche befragt. Er stellte ihnen folgende Frage: „Passiert es Ihnen, dass Sie so sehr mit einer Sache beschäftigt sind, dass nichts anderes mehr wichtig erscheint und Sie dabei die Zeit vergessen?" 23 Prozent der Befragten bestätigten, dass sie mehrmals täglich *Flow*-Momente erleben, 40 Prozent gaben an, es passiere ihnen gelegentlich, 25 Prozent sagten selten und 12 Prozent nie. Diese Verhältnisse scheinen übrigens weltweit die gleichen zu sein, denn jeder fünfte Amerikaner erklärt, täglich *Flow*-Momente zu erleben, und 15 Prozent sagen, es sei ihnen noch nie passiert.

Aber wann genau machen wir solche *Flow*-Erfahrungen? Bei welcher Art von Tätigkeit stellt sich dieser so begehrte Zustand ein?

Um eine Antwort auf diese Frage zu finden, hat das Team um Professor Csikszentmihaly in den 1970er Jahren die sogenannte *Experience-sampling*-Methode (zu Deutsch: Erlebensstichproben) entwickelt. Bei dieser Methode werden die Versuchsteilnehmer mit einer Uhr oder einem Signalgeber ausgestattet, die in unregelmäßigen Abständen über den Tag verteilt klingeln (etwa alle zwei Stunden). Die Teilnehmer müssen dann in einem Notizheft festhalten, wo sie sich befinden, was sie gerade tun, wer bei ihnen ist und woran sie denken. Außerdem müssen sie auf unterschiedlichen Zahlenskalen angeben, wie sie sich zu dem Zeitpunkt fühlen. Mit dieser Technik lässt sich nachzeichnen, was die Personen den ganzen Tag über getan haben, und es ist möglich, ihre Emotionen relativ erschöpfend zu messen. Heute verwendet man in wissenschaftlichen Untersuchungen für diese Art von *experience sampling* ein iPhone oder ein Mobilfunknetz wie das GSM-System.

Mithilfe der *Experience-sampling*-Methode haben Csikszentmihaly und seine Mitarbeiter im Laufe der Zeit in ihrem Chicagoer Labor ungefähr 2300 Personen untersucht und insgesamt 70 000 „Momentaufnahmen" gesammelt. Auf diese Weise konnten sie quantitative Aussagen darüber treffen, wo und wann die Wahrscheinlichkeit am größten ist, diesen berühmten *Flow*-Zustand zu erleben …

Die Versuchspersonen erreichten den *Flow*, wenn sie ihren Lieblingsbeschäftigungen nachgingen: bei der Gartenarbeit, beim Kochen oder Malen … Den *Flow* erleben wir aber auch beim Autofahren, im Gespräch mit Freunden oder wider Erwarten sehr häufig sogar bei der Arbeit. Jede Tätigkeit kann nämlich zum *Flow* führen, sofern zwei Bedingungen erfüllt sind:

1. Der *Flow* stellt sich vor allem dann ein, wenn wir uns in einer klar definierten Situation mit erkennbaren Zielen und Regeln befinden. Beim Pokerspielen oder beim Bearbeiten der Urlaubsfotos auf dem Computer geraten wir leichter in den Zustand des *Flow*, als wenn wir „nur so" spielen oder ohne konkretes Ziel im Internet surfen.
2. Zum *Flow* kommt es gewöhnlich bei Beschäftigungen, bei denen die Anforderungen der Aufgabe und unsere persönlichen Fähigkeiten übereinstimmen (siehe die folgende Abbildung). Ganz gleich, ob beim Schwimmen, Kreuzworträtsellösen oder Gitarre-

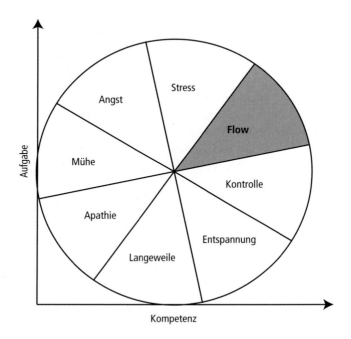

spielen, eine zu komplizierte Aufgabe erfordert zuviel Konzentration und führt häufig zu Frustration, Stress, ja kann sogar Angst auslösen. Anders herum ist es für einen versierten Kreuzworträtselexperten aber tödlich langweilig, die Silbenrätsel in der Fernsehzeitung zu lösen, und einem erfahrenen Gitarristen wird es kaum Freude bereiten, die einfache Titelmelodie aus dem Film *Jeux Interdits* zu klimpern.

Der *Flow* in der Freizeit

Auch wenn viele von uns ihre freie Zeit der Arbeit vorziehen, erleben wir wider Erwarten sehr viel weniger *Flow*-Momente, wenn wir untätig sind. Untersuchungen zufolge verbringen die Menschen ihre Freizeit weltweit auf drei verschiedene Weisen: mit dem „Konsum von Medien", mit Gesprächen oder mit Freizeitaktivitäten. Sie spielen ein Instrument, gehen ins Restaurant oder treiben Sport. Diese Beschäftigungen führen offensichtlich nicht alle im gleichen Maße zu einem *Flow*-Zustand. Beim Fernsehen erlebten die Versuchsteilnehmer nur in 13 Prozent der vor dem Fernseher verbrachten Zeit *Flow*-Momente (Ausnahme: eine spannende Sendung auf ARTE), beim Sport hingegen stellte sich der *Flow* fast jedes zweite Mal ein (in 44 Prozent der Zeit). Widersprüchlich ist nur, dass die Teilnehmer durchschnittlich viermal soviel Zeit vor dem Fernseher verbrachten wie beim Sport!

Inwiefern ist der *Flow* wichtig für unser Glück?

Die erste Antwort liegt auf der Hand: Eine *Flow*-Erfahrung ist an sich bereits eine Mischung aus positiven Gefühlen: Vergnügen, Selbstentfaltung und Erfüllung. Zweitens verschaffen *Flow*-Erfahrungen Befriedigung und wecken in uns den Wunsch, die Tätigkeit, die uns zu diesem Gefühl verholfen hat, zu wiederholen. Und je häufiger wir die Dinge wiederholen, umso leichter fallen sie uns. Mit anderen Worten: Unsere Kompetenz verbessert sich. Um auch weiterhin Freude an den betreffenden Tätigkeiten zu haben, müssen wir also den Schwierigkeitsgrad jedes Mal ein wenig steigern, und deshalb bringen uns die *Flow*-Erlebnisse wie in einer Art positiver Spirale voran. Wir verbessern unsere Fähigkeiten und fühlen uns dadurch stärker und nützlicher, weil wir unser Leben und unser Umfeld besser kontrollieren. All diese Faktoren tragen dazu bei, unser Leben zu bereichern und ihm einen Sinn zu verleihen. Sie heben unsere tägliche Stimmung und verhelfen uns auf diese Weise zu mehr Glück.

5 Ist das Glück wirklich nur eine Frage der Mathematik?
Das Losada-Verhältnis

Gibt es eine Formel für das Glück? Ja, behaupten die Professoren Barbara Fredrickson und Marcial Losada. Sie lässt sich in einer einfachen Gleichung zusammenfassen:

$$Glück = \frac{Positiv}{Negativ} \geq \frac{2{,}9}{1}$$

Das bedeutet, das Verhältnis zwischen den positiven und negativen Elementen unseres Lebens muss größer oder gleich 2,9 zu 1 sein. Auf jedes negative Erlebnis müssen mindestens 2,9 positive Erfahrungen kommen, sonst fällt es schwer, ein glückliches und erfülltes Leben zu führen.

Wie sind die Wissenschaftler zu dieser eigenartigen Formel gelangt?

> Die ersten Arbeiten über das Positiv-Negativ-Verhältnis stammen aus der Welt der Unternehmen. Marcial Losada (2004) bat 60 Gruppen von Managern einer sehr großen Firma, ihre Versammlung für die Jahresplanung in einem für die Forschung besonders ausgestatteten Raum abzuhalten. Jede Gruppe (bestehend aus acht Personen) sollte über die Ziele für das kommende Jahr und über die von ihrer Abteilung vorgeschlagene Strategie diskutieren. Verborgen hinter einem Einwegspiegel registrierten die Forscher jede Wortmeldung und kodierten sie. Die Äußerungen wurden entweder als positiv („Das ist eine gute Idee", „Was brauchst du für dein Projekt?") oder als negativ („Das ist ja wohl das Dümmste, was ich je gehört habe!", „Ich will ja nicht das Gegenteil behaupten, aber ...") eingestuft.
>
> Kurz vor der Jahresversammlung wurden die verschiedenen Gruppen nach mehreren Leistungskriterien beurteilt. Unter anderem waren ihre Rentabilität (anhand der Verluste und Gewinne), die Zufrieden-

heit der Kunden (durch Befragungen und Interviews) sowie die betriebsinterne Zufriedenheit mit der Gruppe (Meinung der Direktoren und der Mitarbeiter) gemessen worden.

Es zeigte sich, dass das Verhältnis von positiven zu negativen Wortmeldungen je nach Art der jeweiligen Gruppe enorm unterschiedlich ausfiel. Bei den sehr leistungsstarken Teams lag das Verhältnis im Durchschnitt bei 5,6 zu 1, d. h., auf eine negative Äußerung kamen fast sechs positive. Die Gruppen mit mittlerer Leistung wiesen dagegen ein Verhältnis von 1,9 zu 1 auf. Und bei den leistungsschwachen betrug das Verhältnis lediglich 0,36 zu 1. Die Wortmeldungen waren also zwei- bis dreimal häufiger negativ als positiv.

Mithilfe komplizierter mathematischer Modelle fanden die Wissenschaftler schließlich, dass der Schlüsselwert bei 2,9 zu 1 liegt. Oberhalb dieser Schwelle können sich die Mitglieder der Gruppe selbst entfalten, und das gesamte Team erweist sich für das Unternehmen als äußerst gewinnbringend. Darunter tendieren die Mitarbeiter zum Stillstand und die Teams sind nicht sehr rentabel.

Auch außerhalb der Unternehmenswelt ist anscheinend ein Positiv-Negativ-Verhältnis von 3 zu 1 die entscheidende Schwelle für unser Wohlbefinden. Genau wie bei den beobachteten Arbeitsgruppen scheinen wir uns oberhalb dieses Wertes zu entfalten, aber eher zu stagnieren, wenn der Koeffizient niedriger ist.

Fredrickson und Losada (2005) baten 188 Studenten, einen Fragebogen auszufüllen, mit dem ihr Grad an Selbstentfaltung im Leben erfasst werden sollte. Elf Bereiche wurden berücksichtigt, wie beispielsweise die Selbstakzeptanz, das Gefühl, ein Ziel im Leben zu haben, die positiven Beziehungen zu anderen, die Selbstständigkeit oder auch die gesellschaftliche Integration. Wurden sechs (oder mehr) von diesen elf Bereichen positiv eingeschätzt, nahm man an, der betreffende Student führe wahrscheinlich ein zufriedenes und erfülltes Leben. Waren es weniger, stand zu vermuten, der Student stagniere in seiner Entwicklung eher. Die Versuchsteilnehmer sollten sich danach 28 Tage lang jeden Abend auf einer gesicherten Internetseite melden und angeben, welche positiven und negativen Gefühle sie im Laufe des

Tages empfunden hatten. Aus diesen Mitteilungen wurde dann ein Positiv-Negativ-Verhältnis für den gesamten Monat berechnet. Genau wie bei den Managerteams stellte sich heraus, dass die Studenten, die durchschnittlich (mindestens) dreimal häufiger positive Gefühle entwickelten als negative, zufrieden und glücklich waren. Bei den anderen, deren Koeffizient niedriger lag, war das nicht der Fall.

Abschließend sei noch erwähnt, dass sich die Forschung auch für das Positiv-Negativ-Verhältnis in Paarbeziehungen interessiert hat.

Professor John Gottman (1994) beobachtete in seinen Laborräumen 73 Ehepaare, die er zuvor gebeten hatte, 15 Minuten lang über ein in ihrer Beziehung kontroverses Thema zu diskutieren. Gottman stellte fest, dass die gefestigten Paare (die zum Zeitpunkt des Experiments mit ihrer Beziehung sehr zufrieden waren und auch Jahre später noch zusammenlebten) ein Verhältnis von 5 zu 1 aufwiesen. Auf jede Kritik, jede sarkastische Äußerung oder sonstigen Vorwurf kamen fünf Komplimente, Bezeugungen der Zuneigung oder zärtliche Gesten. Die Paare hingegen, deren Verhältnis unter 1 zu 1 lag (mehr negative als positive Interaktionen), ließen sich fast alle im Laufe der nächsten Jahre scheiden,

Irgendwie ist es schon beunruhigend, dass sich anhand einer simplen Zahl, die nach einem nur knapp 15 Minuten während Versuch ermittelt wird, mit fast neunzigprozentiger Wahrscheinlichkeit voraussagen lässt, ob ein Paar demnächst darüber diskutieren wird, wer den Couchtisch bekommt und wer das Sorgerecht für den Hund!

Warum ausgerechnet ein Verhältnis von 3 zu 1?

Dafür gibt es zwei Gründe.

Zum einen geht aus etlichen psychologischen Untersuchungen hervor, dass „das Schlechte stärker nachwirkt als das Gute",

d. h., negative Erfahrungen berühren uns stärker und länger als positive. Die Freude über den Kauf eines neuen Wagens hält nicht lange an, die Wut, wenn er uns gestohlen wird, aber schon. Deshalb sind mehrere positive Ereignisse notwendig, um ein negatives auszugleichen.

Und schließlich fällt es uns Menschen anscheinend schwer, sowohl die Anderen als auch unsere Umgebung vollständig zu verstehen, wenn wir nicht mindestens dreimal mehr positive Erfahrungen machen als negative. Vom Standpunkt der Evolution aus betrachtet, verdanken wir unser Überleben den negativen Emotionen, weil diese unsere Aufmerksamkeit auf ganz spezifische Dinge in unserer Umgebung lenken (die Angst hilft uns beispielsweise, den besten Fluchtweg zu erkennen, Zorn konzentriert unsere Energie und lenkt sie auf den Gegenstand der Frustration usw.). Vielleicht sind ja die Menschen aufgrund ihrer negativen Gefühle in ihrer Aufmerksamkeit zu stark eingeschränkt und deshalb nicht mehr in der Lage, nuanciert wahrzunehmen, was die Anderen zu ihrem Handeln bewegt. Ebenso wenig sind sie dann fähig, bei der Lösung von Problemen Kreativität zu beweisen, was wiederum nicht ohne Auswirkungen auf ihr gesellschaftliches und berufliches Leben bleibt.

Kann man zu positiv sein?

Die Antwort lautet „Ja". Die mathematischen Modelle von Fredrickson und Losada zeigen, dass oberhalb eines Positiv-Negativ-Verhältnisses von 11 zu 1 die Dynamik der Entfaltung zum Erliegen kommt. Eine gesunde tägliche Dosis an negativen Empfindungen ist unerlässlich, um unsere Aufmerksamkeit auf das Wesentliche zu lenken, auf die Probleme, die dringend gelöst werden müssen. Genau wie bei Bier oder Schokolade kann also ein Zuviel an Freude unserer *mentalen* Gesundheit schaden. Die Grenze liegt allerdings sehr hoch, und es gibt wohl nur wenige

Menschen, die täglich einen so hohen Anteil an positiven Emotionen erleben.

Fazit

Die mathematischen Modelle zur Berechnung des Glücks besagen, dass es sowohl auf der persönlichen Ebene als auch in der Paarbeziehung und bei der Arbeit wichtig ist, dass wir drei- bis elfmal so viele positive Erlebnisse haben wie negative, um glücklich zu sein. Aus diesen Arbeiten lässt sich eine wichtige Schlussfolgerung ziehen, nämlich dass es immer auf das richtige Verhältnis ankommt. Es geht also gar nicht darum, das Negative auszuschalten, sondern vielmehr darauf zu achten, dass jeder negative Augenblick oder jede negative Interaktion (unabhängig von der Anzahl) durch eine dreifache Dosis an positivem Erleben kompensiert wird. Und wie sieht es mit Ihrem Positiv-Negativ-Verhältnis aus? Zu Hause? Am Arbeitsplatz? Vielleicht wäre es ja an der Zeit, Ihrem Partner oder Ihrem Kollegen im Büro einmal ein kleines Kompliment zu machen …

6 Wirkt Glück ansteckend?
Wie sich das Glück im gesellschaftlichen Umfeld verbreitet

Kann man Glück bekommen, so wie einen Schnupfen? Oder anders ausgedrückt, könnte unser Glück möglicherweise von dem der Anderen abhängen? Und wenn ja, in welchem Ausmaß?

Um eine Antwort auf diese Frage zu finden, haben Professor Nicolas Christakis von der renommierten Harvard Medical School und Professor James Fowler von der Universität von Kalifornien die Daten aus einer groß angelegten Gesundheitsstudie analysiert, die an den Einwohnern der Stadt Framingham in Massachusetts durchgeführt worden war (Christakis & Fowler, 2008). Im Rahmen dieser Studie, deren Ziel ursprünglich darin bestand, die ausschlaggebenden Faktoren für Herz-Kreislauf-Erkrankungen zu ergründen, wurden mehr als 5000 Personen über einen Zeitraum von zwanzig Jahren begleitet. In regelmäßigen Abständen wurden die freiwilligen Teilnehmer nicht nur zu ihren Risikofaktoren befragt (Tabak, Alkohol, Stress, Ernährung …), sondern auch gebeten zu sagen, ob sie sich glücklich fühlten. Gleichzeitig sollten sie einen eventuellen Wechsel des Wohnortes oder des Arbeitsplatzes angeben und Auskunft über den „augenblicklichen Zustand" ihrer Familienangehörigen, ihrer Freunde und Nachbarn erteilen (Umzüge, Geburten, Todesfälle usw.). Mithilfe eines speziellen Datenverarbeitungsprogramms haben Christakis und Fowler die Informationen aus dieser riesigen Datenmenge gesammelt und gegliedert und konnten so die Entwicklung des sozialen Lebens in der Stadt Framingham in Raum und Zeit in Form eines Modells darstellen: die familiären Beziehungen, Freundes- und Kollegenkreise, die nachbarschaftlichen Verhältnisse … Die Wissenschaftler setzten den von den Versuchsteilnehmern angegebenen Grad des empfundenen Glücks in Relation zu den unendlich vielen gesellschaftlichen Beziehungen, in die sie eingebunden waren. Auf diese Weise konnten sie mithilfe komplizierter Algorithmen aufzeigen, dass sich das Glück im gesellschaftlichen Umfeld genauso ausbreitet wie ein Virus.

Wenn ein Mensch sich sehr glücklich fühlt, breitet sich nämlich dieses gesteigerte Glück in seinem gesellschaftlichen Umfeld aus, und das sogar auf Personen, die nur über drei Ecken mit ihm zu tun haben. Das Glück löst eine Kettenreaktion aus: Nimmt unser Glück signifikant zu, so werden mit 25-prozentiger Wahrscheinlichkeit auch unsere Freunde, die in einem Umkreis von zwei Kilometern leben, glücklicher werden. Bei den Freunden unserer Freunde liegt die Wahrscheinlichkeit noch bei zehn Prozent und bei den Freunden der Freunde unserer Freunde immerhin noch bei ungefähr 5,6 Prozent! Zum Vergleich dazu beläuft sich die Wahrscheinlichkeit, dass uns eine Gehaltserhöhung von 5000 Dollar (circa 3500 Euro) im Jahr auf Dauer glücklich macht, lediglich auf zwei Prozent.

Die Ausbreitung des Glücks hängt nicht nur von der Art der Beziehung der Menschen untereinander ab, sondern auch von der geografi-

24 Glückliche Menschen leben länger

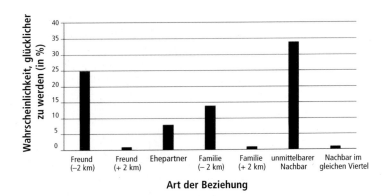

Art der Beziehung

schen Nähe: Wohnen die Freunde oder die Familie weit entfernt, verbreitet sich das Glück also nicht. Aus der Studie geht auch hervor, dass sich das Glück leichter von Frau zu Frau oder von Mann zu Mann überträgt. Das soll Sie nun aber nicht davon abhalten zu versuchen, Ihren Liebsten oder Ihre Liebste glücklich zu machen. Wenn Ihr Partner glücklicher wird, liegt die Wahrscheinlichkeit, dass auch Sie selbst davon profitieren, immerhin bei acht Prozent!

Die obige Grafik verdeutlicht, mit welcher Wahrscheinlichkeit das Glück unserer Nächsten auch das unsrige beeinflusst. Die Berechnungen entstammen der oben genannten Untersuchung.

Diese Untersuchung zeigt, dass unser Glück also von den Gefühlsschwankungen der uns umgebenden Personen abhängen kann und sogar von Personen – etwa dem Freund eines Freundes –, die wir gar nicht kennen! Wie ist dieses Phänomen zu erklären? Über die Mechanismen der Glücksverbreitung weiß man noch nichts Genaues, aber die Verfasser der Studie äußern verschiedene Vermutungen. Glückliche Menschen könnten beispielsweise gegenüber ihren Nächsten großzügiger sein (in finanzieller und materieller Hinsicht, aber auch durch mehr Hilfsbereitschaft und/oder indem sie anderen mehr Zeit widmen usw.). Sie könnten aber auch einfach angenehmere Zeitgenossen sein (mit ihnen kommt es seltener zum Streit, es gibt weniger Spannungen, und sie sind umgänglich ...). Demnach würde ihr Glück ganz allmählich um sich greifen. Eine andere mögliche Erklärung für die Ausbreitung des Glücks wäre die emotionale „Ansteckung": Aus Untersuchungen wissen wir nämlich, dass wir mit Spiegelneuronen ausgestattet sind, die es uns möglich machen, die Emotionen der Anderen mit zu spüren.

Wie dem auch sei, eines beweist diese Untersuchung: Wir sind alle miteinander verbunden, und das Glück lässt sich nicht im Alleingang erringen. Wenn wir glücklicher werden, profitieren davon auch unser Partner, unsere Familie, unsere Freunde, die Gemeinschaft, in der wir leben, und die Gesellschaft ganz allgemein. Um es (leicht abgewandelt) mit Boris Vian zu sagen: Das Glück aller setzt sich aus dem Glück der Einzelnen zusammen.

7 Und wie steht es mit Ihrem persönlichen Glück?
Die subjektive Glücksskala

Haben Sie sich schon einmal gefragt, ob Sie glücklich sind? Seltsamerweise stellen sich nur wenige Menschen diese Frage ganz ausdrücklich. Wir haben einen kleinen Fragebogen ins Deutsche übersetzt, den Sonja Lyubomirsky, Professorin an der Universität von Kalifornien, entwickelt hat und der sehr häufig in Untersuchungen zum Glück verwendet wird. Ich bitte Sie, diesen Fragebogen zum einen jetzt auszufüllen und dann noch einmal nach der Lektüre dieses Buches.

Kreuzen Sie für jede der folgenden Aussagen und/oder Fragen an, welche Zahl auf der Skala Ihrer Situation am ehesten entspricht.

1. Im Allgemeinen betrachte ich mich als

1	2	3	4	5	6	7
nicht sehr glücklich						sehr glücklich

2. Verglichen mit den meisten meiner Bekannten halte ich mich für

1	2	3	4	5	6	7
weniger glücklich						glücklicher

3. Manche Menschen sind ganz allgemein sehr glücklich. Sie lieben das Leben, ganz gleich, was passiert, und machen aus jeder Situation das Beste. Inwieweit trifft diese Beschreibung auf Sie zu?

1	2	3	4	5	6	7
überhaupt nicht						völlig

4. Manche Menschen sind ganz allgemein nicht sehr glücklich. Sie sind zwar nicht direkt niedergeschlagen, sehen aber niemals so glücklich aus, wie sie es eigentlich sein könnten. Inwieweit trifft diese Beschreibung auf Sie zu?

1	2	3	4	5	6	7
überhaupt nicht						völlig

Nun addieren Sie die von Ihnen angekreuzten Zahlen. Das Ergebnis ist Ihr heutiger Glückswert. Anhand der folgenden Tabelle, in der zum einen die mittleren Werte aus einer Stichprobe von circa 3000 amerikanischen Studenten und Arbeitern (Lyobomirsky & Lepper, 1999) und zum anderen die von mir in einer Untersuchung an der Universität Lüttich an 400 belgischen Angestellten erhobenen Werte dargestellt sind, können Sie sehen, wo Sie in etwa stehen.

USA		Belgien	
Studenten	**Arbeiter**	**Männer**	**Frauen**
19,6	22,5	19,2	20,2

Machen Sie sich keine Sorgen, wenn Ihr Wert noch nicht Ihren Erwartungen entspricht. Denn wir werden später sehen, dass wir aktiv daran arbeiten können, glücklicher zu werden. Dabei hilft uns vor allem eine Reihe von Übungen, die Sie in Kapitel 6 finden und deren Wirksamkeit wissenschaftlich belegt ist. Das Glück will gepflegt werden!

2
Glück und Gesellschaft

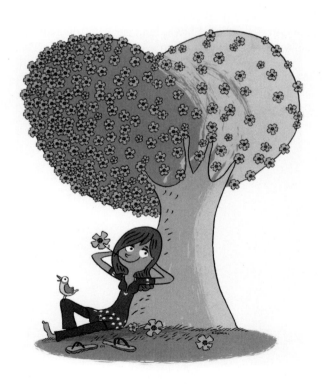

Inhaltsübersicht

8 **In welchen Ländern lebt es sich am glücklichsten?**
Die Beurteilung der Zufriedenheit weltweit........... 31

9 **Warum sind die Dänen so glücklich?**
Das Geheimnis des „Danish Effect"................. 35

10 **Wer strebt mehr nach dem Glück: Europäer und Amerikaner oder Asiaten?**
Die Bedeutung des Glücks ist abhängig von der Kultur.. 37

11 **Sind wir heute glücklicher als früher?**
Die unterschiedliche Entwicklung der Zufriedenheit bei Männern und bei Frauen....................... 38

12 **Warum sind die Wähler rechter Parteien glücklicher als die linker Parteien?**
Politische Überzeugungen und Glück................ 40

8 In welchen Ländern lebt es sich am glücklichsten?
Die Beurteilung der Zufriedenheit weltweit

Wo in der Welt leben die Menschen am glücklichsten? Nicht allein in den reichsten Ländern, sagt Ronald Inglehart, der Leiter von World Values Survey, einem Projekt von Sozialforschern, die das Glück überall auf der Welt untersuchen (Inglehart, 2004).

Ronald Inglehart hat Umfragen über die Zufriedenheit der Menschen analysiert, die über einen Zeitraum von vier Jahren (1999–2002) in 82 Ländern durchgeführt wurden. Dabei waren in jedem Land in einer repräsentativen Stichprobe die Einwohner gebeten worden anzugeben, wie glücklich sie sich fühlten („Würden Sie ganz allgemein sagen, Sie seien: 1. sehr glücklich, 2. recht glücklich, 3. nicht glücklich oder 4. überhaupt nicht glücklich?"). Außerdem sollten sie auf einer Skala von 1 bis 10 angeben, wie zufrieden sie im Leben waren. Beide Aussagen wurden danach zu einem Wert zusammengefasst, der das Wohlbefinden insgesamt ausdrückte.

Wo sind denn nun die Menschen am glücklichsten? Hier das Ergebnis der von Inglehart gefundenen Bewertungen:

Es gibt unzählige Untersuchungen, die erklären sollen, warum das Glück in den verschiedenen Nationen so unterschiedlich empfunden wird, und die Ergebnisse dieser Studien stimmen nicht unbedingt immer überein. Es ist noch schwierig, genau zu definieren, was das Glück auf gesellschaftlicher Ebene ausmacht. Einige gemeinsame Faktoren zeigen sich jedoch in allen Untersuchungen.

Das Bruttosozialprodukt ... aber nicht nur

Seien wir doch einmal realistisch, einer der ausschlaggebenden Faktoren für die Erklärung, warum die Menschen mit ihrem

Glückliche Menschen leben länger

Rang	Land	Rang	Land	Rang	Land
1	Puerto Rico	28	Vietnam	55	Bangladesch
2	Mexiko	29	Chile	56	Ägypten
3	**Dänemark**	30	Philippinen	57	Ungarn
4	**Irland**	31	Taiwan	58	Slowakei
5	**Island**	32	Dom. Republik	59	Jordanien
6	**Schweiz**	33	Brasilien	60	Estland
7	Kolumbien	34	**Spanien**	61	Serbien
8	**Niederlande**	35	**Israel**	62	Tansania
9	**Kanada**	36	**Italien**	63	Aserbaidschan
10	**Österreich**	37	Slowenien	64	Indien
11	Salvador	38	Uruguay	65	Litauen
12	Venezuela	39	**Portugal**	66	Mazedonien
13	**Luxemburg**	40	**Japan**	67	Pakistan
14	**USA**	41	Tschechien	68	Lettland
15	**Australien**	42	Südafrika	69	Albanien
16	**Neuseeland**	43	Kroatien	70	Bulgarien
17	**Schweden**	44	Griechenland	71	Weißrussland
18	Nigeria	45	Peru	72	Georgien
19	**Norwegen**	46	China	73	Rumänien
20	**Belgien**	47	Südkorea	74	Moldawien
21	**Finnland**	48	Iran	75	Russland
22	**Saudi-Arabien**	49	Polen	76	Armenien
23	**Singapur**	50	Türkei	77	Ukraine
24	**England**	51	Bosnien	78	Zimbabwe
25	**Deutschland**	52	Marokko	79	Indonesien
26	**Frankreich**	53	Uganda		
27	Argentinien	54	Algerien		

Leben in einem Land zufrieden sind, ist dessen Reichtum. Deshalb zählen die 25 reichsten Länder der Welt (fett gedruckt) auch zu den glücklichsten (dort fühlen sich die Menschen glücklich oder sogar sehr glücklich). Aus den Untersuchungen geht jedoch ebenfalls hervor, dass die Zufriedenheit in den reichen Ländern stagniert, sobald ein Minimum an Stabilität erreicht ist. Überraschend an der Tabelle ist vor allem, dass sich an der Spitze zahlreiche weniger reiche Nationen tummeln. Wer hätte je gedacht, dass Länder wie Puerto Rico oder Mexiko das Feld anführen würden? Umgekehrt mag man sich wundern, dass Japan, eines der wohlhabendsten Länder der Welt, sich nur auf Platz 40 wiederfindet … hinter Slowenien und den Philippinen.

Allgemein- oder Privatinteresse

Wir unterscheiden in der Welt zwischen zwei großen Kulturkreisen: In dem einen wird der Individualismus groß geschrieben, und in dem anderen misst man ihm geringe Bedeutung zu (man spricht auch von den „kollektivistischen" Kulturen – nicht zu verwechseln mit der Bedeutung, die dieser Begriff in der Ökonomie hat). Der erste Kulturtyp ist kennzeichnend für unsere westlichen Gesellschaften: Die Bindungen der Menschen untereinander sind locker, denn jeder kümmert sich zunächst einmal um sich und seine engere Familie. Wenn die Menschen an sich denken oder über sich sprechen, so verwenden sie die „Ich"-Form. In den kollektivistischen Kulturen hingegen ist der Einzelne von Geburt an in ein enges gesellschaftliches Netz eingebunden. Das Bewusstsein von einem individuellen Ich verschwindet zugunsten des Bewusstseins von der Gemeinschaft und der Verantwortung für die Familie. In diesen vorwiegend asiatischen Gesellschaften denken die Menschen in der „Wir"-Form.

Was nun das Glück betrifft, so zeigen die Studien, dass sich die Menschen in den individualistischen Gesellschaften glücklicher fühlen als die in den kollektivistischen. Chinesen, Japaner oder Koreaner beispielsweise verzichten häufig zugunsten des Allgemeininteresses auf ihre individuellen Wünsche. Zwar werden sie dafür in anderer Form belohnt (durch das Gefühl, eine Pflicht erfüllt oder sich Respekt erworben zu haben usw.), doch das reicht nicht aus, um das persönliche Opfer zu kompensieren.

Die Demokratie

Ohne Demokratie kann es kein Glück geben, das sagt uns doch schon der gesunde Menschenverstand. Die Studien ergeben in dieser Hinsicht allerdings ein nuancierteres Bild. In all den Ländern nämlich, die sich vom Kommunismus befreit haben (in der Tabelle unterstrichen), ist das Glücksniveau sehr niedrig. Umgekehrt dagegen weisen die Bürger Saudi-Arabiens, ein Land, in dem es der Demokratie schwer fällt, Fuß zu fassen, einen Grad an Zufriedenheit auf, der alles andere als nur achtbar zu nennen ist. Die Demokratie wirkt sich nämlich auf unser Glück zwar aus, aber nur dann, wenn sie bereits seit langem fest etabliert ist. Die glücklichsten Länder sind demnach offenbar diejenigen, in denen die Demokratie auf eine lange Tradition zurückblickt, und nicht jene, die sich erst seit kurzem zu ihr bekennen.

Und außerdem

1. Die soziale Toleranz: Das Glücksniveau in einer Gesellschaft steigt, wenn in ihr die Geschlechter gleichberechtigt sind und sexuelle oder ethnische Minderheiten toleriert werden.
2. Ist das Vertrauen unter den Gliedern einer Gemeinschaft hoch und sind die gesellschaftlichen Bindungen sehr stark, so erreichen auch wirtschaftlich schwache Länder, etwa in Lateinamerika, einen sehr hohen Rang in der Glückstabelle.

Die von Inglehart vorgenommene Bewertung ist nicht die einzige. Weltweit werden regelmäßig noch andere Studien durchgeführt, und diese gelangen *grosso modo* zu denselben Ergebnissen – mit einer kleinen Variante. In ihnen nimmt im Allgemeinen Dänemark den Spitzenplatz ein. In diesen Untersuchungen wird nämlich nur die Zufriedenheit im Leben erfasst. Die Studie von Inglehart besitzt den Vorteil, dass in ihr die Fragen zur Zufriedenheit im Leben mit denen über das persönliche Glücksempfinden kombiniert wurden, und das für eine sehr große Anzahl an Ländern. Das könnte eine Erklärung dafür sein, warum in ihr Dänemark ein wenig abgefallen ist.

9 Warum sind die Dänen so glücklich?
Das Geheimnis des „Danish Effect"

Die Anzahl der hübschen Blondinen pro Quadratmeter ist in Schweden höher, die Küche in Frankreich und Italien bei weitem besser und dass man wegen des Wetters nach Dänemark in Urlaub fährt, kann man auch nicht gerade behaupten. Und dennoch zählt Dänemark, dieses kleine Land mit seinen nur fünf Millionen Einwohnern, seit 30 Jahren regelmäßig zu den drei glücklichsten Ländern der Welt. Alle Jahre wieder erklären die im Auftrag der Europäischen Kommission durchgeführten Umfragen von Eurobarometer die Dänen zu den glücklichsten Europäern. In der jüngsten Umfrage aus dem Jahr 2009 bezeichneten sich 68 Prozent der Dänen als sehr zufrieden mit ihrem Leben, bei den Franzosen waren es nur 18 Prozent und auf gesamteuropäischer Ebene lag der Anteil bei 20 Prozent.

Was ist denn nun das Geheimnis unserer nördlichen Nachbarn? Nein, der Hering ist es nicht!

Um das dänische Wunder zu ergründen, hat Professor Christensen von der Universität von Süddänemark verschiedene Ursachen untersucht (von den albernsten bis zu den ernsthaftesten), die erklären könnten, warum der Zufriedenheitsgrad in Dänemark beträchtlich höher liegt als in den doch sehr ähnlichen anderen skandinavischen Ländern (Christensen et al., 2006).

Die Antwort könnte nach Ansicht der Wissenschaft darin liegen, dass die Dänen keine hohen Erwartungen an die Zukunft hegen. Den Umfragen von Eurobarometer zufolge zeigen sich die Dänen gelassen realistisch, wenn man sie nach ihren Hoffnungen für das kommende Jahr befragt. Will man beispielsweise wissen, ob sich ihrer Meinung nach ihr Lebensstandard, ihre Arbeitsbedingungen oder die Politik ihres Landes verbessern werden, legen sie nur einen recht moderaten Optimismus an den Tag: Sie meinen, ihr Land zähle zu den Ländern in Europa, in denen die Zukunftsaussichten am wenigsten rosig seien. Und jedes Jahr wieder stellen sie dann zu ihrer Überraschung fest, dass – ganz entgegen Hamlet – doch nicht „alles faul ist im Staate Dänemark".

Andere Forscher, etwa Biswas-Diener, weisen darauf hin, dass zu den Ursachen für den „Danish Effect" auch die ungewöhnlich hohe gesellschaftliche Homogenität zählt (Biwas-Diener et al., 2010). Dänemark weist den niedrigsten Gini-Index auf, d. h. die geringsten Unterschiede in der Einkommensverteilung zwischen Arm und Reich. Der dänische Index liegt bei 0,25, der in Frankreich und Belgien bei 0,33, und in den USA liegt er bei 0,41. Schlusslicht ist Namibia mit einem Gini-Index von 0,74.

10 Wer strebt mehr nach dem Glück: Europäer und Amerikaner oder Asiaten?

Die Bedeutung des Glücks ist abhängig von der Kultur

Wussten Sie schon, dass es in Tokio weniger wichtig ist, glücklich zu sein, als in New York? Wenn Asiaten eine Entscheidung treffen, spielt für sie dabei das Glücksempfinden durchschnittlich eine geringere Rolle als für die Menschen in den westlichen Gesellschaften. Denken wir doch nur an die jungen japanischen Klaviervirtuosen. Sie sind ein Beispiel dafür, dass Asiaten eher bereit sind, um des langfristigen Erfolgs willen auf das kurzfristige momentane Vergnügen zu verzichten. Eine Studie von Professor Shigehiro Oishi zeigt, wie die Kultur unsere Entscheidungen und damit auch unser Glück beeinflussen kann.

Im Jahr 2003 haben Oishi und Diener 64 Studenten amerikanischer und 51 Studenten asiatischer Herkunft in ihren Laborräumen mit Bällen auf Basketballkörbe werfen lassen (Oishi & Diener, 2003). Danach sollten die Studenten verschiedene Fragebögen ausfüllen und Angaben zu ihren Emotionen machen. Man bedankte sich und forderte sie auf, in der nächsten Woche noch einmal wiederzukommen. Als sich die Studenten eine Woche später erneut im Labor von Professor Oishi einfanden, ließ er sie wählen: Sie konnten entweder noch einmal Basketball spielen oder sich für etwas Neues entscheiden (mit Dartpfeilen auf Zielscheiben werfen). Anschließend mussten die Versuchsteilnehmer wieder eine ganze Reihe von Fragen zu ihrem Gefühlszustand beantworten. Ohne Wissen der Studenten hatten die Forscher in beiden Versuchssituationen registriert, wie viele Körbe sie geworfen hatten.

Es zeigte sich ein überraschender Unterschied im Verhalten von Amerikanern und Asiaten. Die meisten der asiatischen Studenten, die beim ersten Mal beim Basketball gute Resultate erzielt hatten, entschieden sich in der zweiten Woche für das Pfeilwerfen. Sie wollten etwas Neues lernen. Diejenigen dagegen, die beim ersten Mal weniger gut abgeschnitten hatten, zogen es vor, beim Basketball zu bleiben, weil sie hofften, dieses Mal erfolgreicher zu sein. Die Amerikaner verhielten sich genau umgekehrt. Die meisten von ihnen entschieden sich nämlich dafür, auch beim zweiten Mal Basketball zu spielen, wenn sie in der ersten Woche gute Leistungen erbracht hatten. Sie wechselten die Sportart nur, wenn sie zuvor nicht sehr gut gewesen waren. Die Basketballspieler wollten erneut glänzen, und ihre weniger geschickten Kommilitonen hofften, das Pfeilwerfen werde einfacher und vergnüglicher sein.

Auch auf der emotionalen Ebene war ein Unterschied zwischen den beiden Gruppen von Studenten festzustellen. In der ersten Woche hatten Amerikaner und Asiaten gleichermaßen viel Spaß gehabt, doch in der zweiten waren die Amerikaner signifikant glücklicher, weil die schlechten Korbwerfer eine neue Sportart gewählt hatten, die sie als *„more fun"* empfanden.

Die Studie von Professor Oishi lässt vermuten, dass wir bei unseren täglichen Entscheidungen dem Glück nicht alle dieselbe Bedeutung beimessen. In manchen Kulturen sind die Menschen eher bereit, das unmittelbare Vergnügen zugunsten langfristiger Erfolge zu opfern. Vielleicht sollten wir unsere westliche Sichtweise gelegentlich aufgeben, wenn wir beurteilen, ob andere Menschen glücklich sind.

11 Sind wir heute glücklicher als früher?
Die unterschiedliche Entwicklung der Zufriedenheit bei Männern und bei Frauen

Ach ja, die gute alte Zeit, als man sich noch über einfache Dinge freuen konnten, als es auf den Straßen noch ruhig zuging … Manch einer von Ihnen wird sicherlich sagen: „Früher war alles besser."

Aber was sagt die Forschung? Sind wir heute glücklicher als unsere Großeltern in unserem Alter? Das hängt davon ab, ob Sie ein Mann sind oder eine Frau …

Die Professoren Stevenson und Wolfers (2009) von der Universität von Pennsylvania haben die Daten aus umfangreichen Studien über die Zufriedenheit der Menschen sowohl in Amerika als auch in Europa analysiert. In diesen Untersuchungen wurden jedes Jahr in großen repräsentativen Stichproben Männer und Frauen gebeten einzuschätzen, wie glücklich und zufrieden sie sich im Leben fühlten. So war es möglich zu verfolgen, wie sich das Glück im Laufe der Jahre entwickelte. Wie überrascht aber waren die Forscher, als sie feststellten, dass vor vierzig Jahren die Frauen im Durchschnitt glücklicher waren als die Männer, dass aber ihre Zufriedenheit im Laufe der Zeit immer weiter zurückgegangen war. Das Glück der Männer dagegen war stetig angewachsen. Die Männer wären demnach heute ein wenig glücklicher als die Frauen.

Um diese Unterschiede zu erklären, darf man sich nicht auf die Entwicklung nur einer bestimmten Gruppe von Frauen beschränken, denn alle Frauen fühlen sich heute weniger wohl, ganz gleich, ob sie nun verheiratet, ledig oder geschieden sind, ob sie Kinder haben oder nicht, jung sind oder nicht mehr ganz so jung …

Diese Ergebnisse sind paradox und nur schwer zu erklären, denn in den vergangenen vierzig Jahren haben sich die Lebensbedingungen für Frauen sehr stark verbessert:
- der Unterschied bei den Gehältern von Männern und Frauen hat sich verringert;
- der Bildungsstand der Frauen ist gestiegen und liegt heute leicht über dem der Männer;
- Haushaltsgeräte erleichtern die Hausarbeit;
- die Männer beteiligen sich mehr an der Arbeit im Haushalt und kümmern sich stärker um die Familie;
- und so weiter, und so fort.

Wie also lässt sich erklären, dass die Frauen heute weniger glücklich sind? Stevenson und Wolfers meinen, es könnten unterschiedliche Gründe dafür verantwortlich sein.

Zum einen beantworten die Frauen heute die Fragen möglicherweise ehrlicher: Sie stehen nicht mehr so stark unter dem Druck wie früher, nach außen hin Haltung zu bewahren. Außerdem sind die Ansprüche der Frauen möglicherweise gestiegen: Es müssen heute viel mehr Bedingungen erfüllt sein, damit sie sich als glücklich empfinden. Parallel dazu vergleichen sich Frauen heute nicht mehr einfach nur mit anderen Frauen, sondern sie messen sich auch mit größeren gesellschaftlichen Gruppen, auch mit den Männern, selbst den erfolgreichsten. Und schließlich erwartet die Gesellschaft heute von den Frauen, dass sie nicht nur gute Mütter und Ehefrauen sind, sondern dass sie sich zusätzlich im persönlichen Bereich entfalten und im Beruf Erfolg haben – selbstverständlich dürfen sie bei all dem keine Falten bekommen, und ihre Jungmädchenfigur müssen sie sich auch bewahren. Kurz, die Frauen müssen heute auf allen Ebenen ihren Mann stehen.

12 Warum sind die Wähler rechter Parteien glücklicher als die linker Parteien?
Politische Überzeugungen und Glück

Im Jahr 2006 hat es eine amerikanische Umfrage auf die Titelseiten zahlreicher Zeitungen im ganzen Land geschafft. Dem berühmten Meinungsforschungsinstitut PEW zufolge sagen 47 Prozent der Republikaner von sich, sie seien *„sehr* glücklich", bei den Demokraten sind es dagegen nur 28 Prozent (Taylor, Funk & Craighill, 2006).

Soll das heißen, wer McCain wählt oder Sarkozy ist glücklicher als der Wähler von Obama oder Ségolène Royal …?
Wie sind solche Unterschiede zu erklären?

Möglicherweise handelt es sich dabei nur um eine Frage der sozioökonomischen Verhältnisse: In den Vereinigten Staaten verfügen die Republikaner häufig über ein höheres Einkommen, sind in der Regel verheiratet und religiöser als die Demokraten. All diese Faktoren können zum Glück eines Menschen beitragen. Die politischen Überzeugungen hätten dann gar nichts damit zu tun, dass sie sich als glücklicher bezeichnen.

Eine andere Erklärung könnte lauten, dass die politischen Überzeugungen des Einzelnen häufig mit seiner Persönlichkeit zusammenhängen. In den USA bevorzugen die Republikaner im Allgemeinen einfache Dinge und stellen sich nur selten Fragen über den Sinn des Lebens. Die Demokraten dagegen neigen zu komplexeren Überlegungen, und das führt dazu, dass sie die bestehenden Verhältnisse leichter in Frage stellen und die Zukunft düsterer sehen (Kruglansky, Pierro, Mannetti & De Grada, 2006).

Es gibt aber auch noch eine weniger offensichtliche Erklärung, die uns Aufschluss über das unterschiedlich empfundene Glück von linken und rechten Wählern geben könnte: Der Glaube an eine gerechte Welt.

Aus verschiedenen Untersuchungen geht hervor, dass sich die meisten Menschen wünschen, in einer gerechten und ausgewogenen Welt zu leben – und ganz besonders ausgeprägt ist dieses Bedürfnis den Analysen zufolge bei den Wählern linker Parteien. Das Gefühl, in einer gerechten Welt zu leben, macht einen großen Teil unseres Glücks aus.

Die Forschung zeigt nun aber, dass die Wähler rechter Parteien im Gegensatz zu denen linker Parteien eher dazu tendieren, die Welt als gerecht zu betrachten („Die Welt gehört denen, die früh aufstehen", „Wer mehr arbeitet, verdient auch mehr", „Wenn man nur will, kann man auch!" usw.), und deshalb neigen sie dazu, die soziale und ökonomische Stellung als Ergebnis des individuellen Handelns zu sehen und nicht als Produkt sozialer Ungerechtigkeit. Deshalb sind sie weniger bereit als die Wähler linker Parteien, die Ungleichheiten in der Gesellschaft wahrzunehmen. Letztere dagegen sind hierfür sehr viel sensibler und empfinden darum die Welt seltener als gerecht, und das beeinträchtigt anscheinend ihr Glück.

Zur Überprüfung dieser verschiedenen Hypothesen baten Jaime Napier und John Jost (2008) von der Universität von New York über 1000 Probanden mitzuteilen, welcher Partei sie einige Monate vor den Präsidentschaftswahlen von 2000 den Vorzug gaben. In verschiedenen Fragebögen sollten sie außerdem Auskunft geben
- über ihre sozioökonomischen Verhältnisse, ihren Familienstand und ihre religiösen Überzeugungen (Hypothese 1);
- darüber, ob sie sich gelegentlich Fragen nach dem Sinn des Lebens stellen (Hypothese 2) und
- ob sie die Welt, in der wir leben, für gerecht halten (Hypothese 3).

Anschließend wurden diese Angaben mit dem Zufriedenheitsgrad der Versuchsteilnehmer verglichen.

Wie in der Umfrage aus dem Jahr 2006 zeigte sich, dass die Republikaner in ihrem Leben zufriedener waren als die Demokraten. Diese Unterschiede waren auch festzustellen, wenn die Anhänger beider Parteien in den gleichen familiären Verhältnissen lebten, gleich viel verdienten und denselben religiösen Überzeugungen anhingen. Am meisten überraschte jedoch, dass sich den statistischen Analysen zufolge die beobachteten Unterschiede im Hinblick auf das Glück am besten mit dem Glauben an eine gerechte Welt (Hypothese 3) erklären ließen!

Die Art und Weise, wie Amerikaner die Welt sehen (insgesamt gerecht oder ungerecht), und die sich daraus ergebende Entscheidung für eine politische Partei (Republikaner oder Demokraten) beeinflusst also ihre Zufriedenheit. Aber lässt sich diese Erkenntnis auf andere Länder übertragen? Die amerikanische „Linke" ähnelt ja eher den rechten Parteien in Europa. Wie sieht es deshalb in den anderen Ländern der Welt aus?

In einem zweiten Teil ihrer Studie haben Napier und Jost (2008) die Daten aus einer umfangreichen weltweit durchgeführten Umfrage analysiert. Dabei haben sie in neun verschiedenen Ländern (darunter Deutschland, Spanien, Schweden und die Schweiz) die oben genannten Angaben zu den persönlichen Verhältnissen, die politischen Überzeugungen (auf einer Skala von 1 bis 10, d. h. von extrem links bis extrem rechts), den Grad des Glücks und den Glauben an eine gerechte Welt zueinander in Relation gesetzt. Die Probanden wurden beispielsweise gebeten anzugeben, inwieweit sie Sätzen zustimmten wie: „Harte Arbeit führt zu einem besseren Leben" oder aber im Gegenteil: „Der Erfolg im Leben hängt eher vom Zufall ab und ist nicht so sehr eine Frage harter Arbeit". Genau wie in den USA zeigte sich, dass sich in den neun Ländern, die an der Umfrage beteiligt waren, die Wähler rechter Parteien glücklicher fühlten als die Anhänger linker Parteien. Und dieser Unterschied fiel umso deutlicher aus, je niedriger der Lebensstandard in dem betreffenden Land war. Wie in der vorangegangenen Studie ließ sich dieser Unterschied nicht so sehr durch das Einkommen oder den Familienstand erklären, sondern vielmehr durch den Glauben an die Gerechtigkeit in der Welt. Das soziale Ungleichgewicht ist in den USA in den vergangenen 30 Jahren immer stärker geworden, und die Studie der New Yorker Forscher hat ebenfalls aufgezeigt, dass diese Entwicklung dazu geführt hat, dass sich die Demokraten spürbar weniger glücklich fühlen als die Republikaner.

Fazit

In vielen westlichen Ländern – sowohl der Neuen als auch der Alten Welt – ist also der Glaube an eine gerechte Welt ein wesentlicher Faktor für das Glück. Diese Erkenntnis sollte uns eigentlich dazu veranlassen, aktiv für mehr Großzügigkeit und Solidarität in der Gesellschaft einzutreten, denn schließlich profitieren wir selbst am meisten davon!

3
Das Glück und seine Folgen

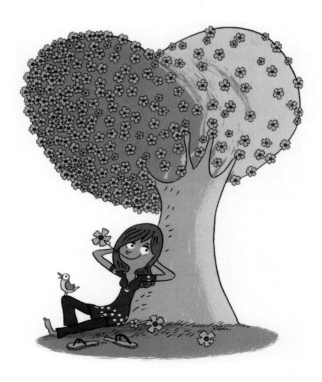

Inhaltsübersicht

13 Warum leben glückliche Menschen länger?
Die Auswirkungen des Glücks auf die Gesundheit...... 47

14 Zahlt es sich aus, glücklich zu sein?
Glück und Erfolg im Beruf......................... 51

15 Haben lächelnde Frauen bessere Heiratschancen?
Kinderfotos und ein erfülltes Liebesleben............ 53

16 Meine Herren, dürfen Sie glücklicher sein als Ihre Frau?
Unterschiedlich glückliche Ehepartner
und Scheidungsrate............................... 55

17 Was kümmert es den Glücklichen, ob andere unglücklich sind?
Glück und Altruismus............................. 57

18 Verändert Freude unsere Sicht auf die Welt?
Wie Gefühle unsere Wahrnehmung und unser Urteil
beeinflussen..................................... 60

19 Kann es sein, dass positive Gefühle uns gelegentlich rassistisch machen?
Freude und Stereotype............................ 63

13 Warum leben glückliche Menschen länger?
Die Auswirkungen des Glücks auf die Gesundheit

„Ich habe beschlossen, glücklich zu sein, weil es der Gesundheit zuträglich ist", hat schon Voltaire gesagt. Aber auch wenn es eine Volksweisheit ist, dass sich Freude positiv auf die Gesundheit auswirkt, so war diese Behauptung doch noch wissenschaftlich zu beweisen. Das haben Danner, Snowdon und Friesen (2001) in ihrer berühmten *„Nun Study"* getan.

2001 haben Danner und sein Team die Archive eines großen Klosters in Amerika durchforstet und die Bewerbungsschreiben und Lebensläufe von 180 Novizinnen analysiert, die diese auf Geheiß der Mutter Oberin bei ihrem Eintritt in das Kloster in den 1930er Jahren schreiben mussten. Zwei unabhängige Gutachter (denen die Hypothesen der Untersuchung nicht bekannt waren) sollten diese Schreiben lesen und jedes Wort im Text einer von drei Kategorien zuordnen, je nachdem, ob es positive, negative oder neutrale Emotionen zum Ausdruck brachte. Auf diese Weise konnten die Ordensschwestern in zwei Gruppen eingeteilt werden, in diejenigen, die viele positive Gefühle erkennen ließen, und die anderen, bei denen das nur selten der Fall war. Hier Auszüge aus zwei ganz besonders eindrücklichen Schreiben:

Schwester 1 (wenig positive Emotionen): „Ich wurde am 26. September 1909 geboren. Ich bin das dritte von sieben Kindern, fünf Mädchen und zwei Jungen […]. Ich habe mein Jahr als Novizin am Institut von Notre Dame verbracht und dort Chemie und Latein unterrichtet. So Gott will, werde ich mein Bestes tun, um unserem Orden zu dienen, die Religion zu verbreiten und auf meine persönliche Heiligung hinzuarbeiten."

Schwester 2 (viele positive Emotionen): „Als Gott in mein Leben trat, hat er mir damit eine unschätzbare Gnade erwiesen […]. Das Jahr, das ich als Novizin am College von Notre Dame studieren durfte, war ein Jahr des Glücks. Jetzt freue ich mich zutiefst darauf, den heiligen Habit der Ordensschwester anzulegen und mein Leben der Liebe zu Gott zu weihen."

Anschließend stellten die Wissenschaftler nur noch fest, wie viele dieser Nonnen ein Alter von 75, 85 oder 95 Jahren erreicht hatten. Obwohl die Lebensbedingungen der Ordensschwestern absolut gleich waren (sie standen zur selben Zeit auf, aßen das Gleiche und nahmen an den gleichen Gemeinschaftsaktivitäten teil), stellte sich heraus, dass die Lebenserwartung in den beiden Gruppen vollkommen unterschiedlich war. Das verdeutlicht die folgende Abbildung.

Unter den Nonnen, die 95 Jahre alt geworden waren, befanden sich doppelt so viele Schwestern aus der Gruppe der „glücklichen" Novizinnen. Was ihre Lebenserwartung betrifft, so hat man berechnet, dass jene Ordensschwestern, die im Alter von 20 Jahren viele positive Gefühle geäußert hatten, durchschnittlich sieben Jahre länger lebten als die anderen. Und das lässt sich nicht einfach dadurch erklären, dass glücklichere Menschen häufig auch ein angenehmeres, leichteres oder ausgeglicheneres Leben führen, denn im Fall der Ordensschwestern waren die Lebensbedingungen für alle die gleichen.

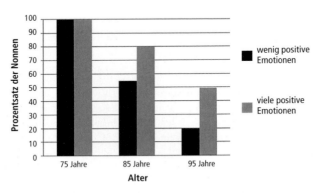

Anteil der Ordensschwestern (in %), die ein Alter von 75, 85 oder 95 Jahren erreichten, ausgehend davon, wie viele positive Emotionen sie im Alter von 20 Jahren beim Eintritt ins Kloster in ihrem Bewerbungsschreiben geäußert hatten.

3 Das Glück und seine Folgen

Die Nonnen sind nicht die einzige Gruppe, an der untersucht wurde, welchen Einfluss das Glück auf die Länge des Lebens hat. Auch die Spieler der amerikanischen Baseball-Nationalliga scheinen länger zu leben, wenn sie glücklich sind.

> 2010 haben die amerikanischen Professoren Ernest Abel und Michael Kruger die Fotos von 230 Profi-Baseballspielern aus den frühen 1950er Jahren untersucht. Sie wissen schon, ähnlich wie diese Fußballerbildchen zum Sammeln. Fünf Gutachter, denen die Hypothese der Untersuchung nicht bekannt war, sollten die Fotos drei Gruppen zuordnen, je nachdem, ob der jeweilige Spieler 1) nicht lächelte, 2) nur mit dem Mund lächelte oder 3) ein echtes Lächeln zeigte (das sogenannte Duchenne-Lächeln, bei dem nicht nur die Mundwinkel nach oben gezogen werden, sondern auch die Augenwinkel die typischen Lachfältchen aufweisen). Anschließend verglichen die Wissenschaftler, in welchem Alter die Spieler der verschiedenen Gruppen verstorben und wie viele von ihnen noch am Leben waren (zum Zeitpunkt der Untersuchung waren es 46). Eine Überprüfung des Sterberegisters für den Zeitraum von 1950 bis 2009 ergab, dass von den Spielern, die auf dem Foto gelächelt hatten – und das gilt wirklich nur für sie –, jedes Jahr nur halb so viele gestorben waren wie von den anderen, die nicht gelächelt hatten!

Welche Erklärung gibt es dafür, dass glückliche Menschen länger leben? Die Antwort liegt zum Teil darin, dass unsere Gefühle unser Immunsystem beeinflussen.

> In einem *In-vivo*-Experiment haben Rosenkranz und seine Kollegen (2003) ermittelt, ob ihre Probanden eher zu negativen oder zu positiven Emotionen neigten. Mithilfe eines Elektroenzephalogramms untersuchten die Forscher die Asymmetrie zwischen der linken und der rechte Hälfte des präfrontalen Cortex der Teilnehmer in dem Augenblick, in dem diese sich an etwas Trauriges oder an etwas Fröhliches erinnern sollten. Das Ausmaß der zerebralen Asymmetrie ist ein physiologischer Indikator für das empfundene Glück: Je größer die Asymmetrie, d. h., je stärker das linke „Hirn" (das Zentrum unserer

positiven Gefühle) im Vergleich zum rechten „Hirn" (dem Zentrum unserer negativen Empfindungen) aktiviert wird, umso eher dürfen die Forscher annehmen, dass die Versuchsperson ganz allgemein glücklich ist. Nach der Messung dieses Glücksindikators impften die Forscher ihre Probanden gegen das Grippevirus. Blutuntersuchungen ergaben, dass das Immunsystem der Probanden umso effizienter reagierte (gemessen an der Zahl der Antikörper), je positiver diese eingestellt waren.

Das Glück hilft angeblich auch, Herzerkrankungen vorzubeugen.

Davidson, Mostofsky && Whang (2010) haben die positive Lebenseinstellung von Patienten evaluiert. Dabei stützten sie sich auf Daten aus einer Studie, für die 1739 gesunde Personen über einen Zeitraum von zehn Jahren hinweg medizinisch kontrolliert worden waren. Sie befragten sie zu verschiedenen Bereichen ihres Lebens und gaben ihnen Noten von 1 bis 5 (1 stand für das Fehlen jeglicher positiven Einstellung, 5 für eine extrem positive Haltung). Die Forscher berücksichtigten auch noch andere Faktoren, wie sie normalerweise in Gesundheitsstudien erhoben werden: Geschlecht, Alter, Gewicht, Cholesterinspiegel, Blutdruck, Tabakkonsum sowie verschiedene psychische Störungen (Angst, Depression usw.).

Selbst unter Berücksichtigung all dieser Faktoren gelangten die Wissenschaftler zu dem Ergebnis, dass jeder zusätzliche Punkt, den die Versuchspersonen auf der Positivskala erreicht hatten, ihr Risiko, an einem Herzleiden zu erkranken, um 22 Prozent senkte.

Fazit

Aus diesen und vielen anderen Studien geht eindeutig hervor, dass das Glück nicht eine Folge von guter Gesundheit ist, sondern im Gegenteil eine ihrer Ursachen. Was lernen wir daraus? Pflegen Sie Ihr Glück, dann haben Sie die allerbesten Aussichten, so spät wie möglich zu sterben – und zwar bei guter Gesundheit!

14 Zahlt es sich aus, glücklich zu sein?
Glück und Erfolg im Beruf

Welche Eigenschaften sind unerlässlich, wenn man in der Arbeitswelt erfolgreich sein will? Die meisten Arbeitgeber und auch Personalberater werden Ihnen auf diese Frage antworten: „Sie müssen intelligent, belastbar, motiviert und teamfähig sein." Sehr viel seltener wird man Sie bei Ihrem Vorstellungsgespräch allerdings danach fragen, ob Sie glücklich sind. Glück, Optimismus und eine positive Lebenseinstellung sind Persönlichkeitsmerkmale, die von den Arbeitgebern und Personalchefs vernachlässigt werden, obwohl die Forschung zeigt, dass diese Faktoren häufig die Ursache – und nicht die Folge – von beruflichem Erfolg sind.

> Burger und Caldwell (2000) haben ungefähr einhundert Highschool-Absolventen bei der Suche nach einem Arbeitsplatz begleitet. Einige Monate vor dem Ende des letzten Schuljahres baten sie die jungen Leute, verschiedene Fragebögen auszufüllen, mit denen ihre Persönlichkeit sowie ihre tendenziell positive Grundeinstellung erfasst werden sollten. Etwa drei Monate nach Ausgabe der Schulabschlusszeugnisse kontaktierten die Versuchsteilnehmer die Absolventen erneut, um zu sehen, wie deren erste Schritte in der Arbeitswelt verlaufen waren. Es stellte sich heraus, dass die Vorstellungsgespräche der Probanden umso erfolgreicher waren (sie wurden zu einem zweiten Gespräch eingeladen), je fröhlicher sie sechs Monate zuvor gewesen waren. Diese Ergebnisse waren unabhängig von den übrigen Persönlichkeitsmerkmalen der Teilnehmer und hatten auch nichts mit deren schulischen Leistungen zu tun.

Glückliche Menschen haben demnach auf dem Arbeitsmarkt einen gewissen Vorteil. Aber nicht nur bei der erfolgreichen Arbeitssuche hilft es uns, wenn wir glücklich sind: Wer glücklich ist, verdient auch mehr ...

Diener und seine Mitarbeiter (2002) haben auf die Daten einer großen, landesweit geführten Umfrage aus Amerika aus dem Jahr 1976 zurückgegriffen, an der circa 13 000 Studenten von 25 verschiedenen Hochschulen zu Beginn ihres ersten Studienjahres teilgenommen hatten. Unter anderem waren diese jungen Leute gebeten worden, diverse soziodemographische Angaben zu machen (etwa Beruf und Einkommen der Eltern) und einzuschätzen, ob sie sich im Vergleich zu ihren Altersgenossen für glücklicher oder weniger glücklich hielten (auf einer Skala von −2 bis +2). In den 1990er Jahren, also fast zwanzig Jahre später, suchten die Forscher die Teilnehmer an dieser Umfrage erneut auf und fragten sie nach ihrem derzeitigen Einkommen und ihrem Beruf, aber auch danach, ob sie Freude an ihrer Tätigkeit hätten und ob sie jemals arbeitslos gewesen seien. Auf diese Weise war es ihnen möglich, eine ziemlich eindeutige Relation zwischen Glück und beruflichem Erfolg herzustellen. Die Studenten, die sich zu Beginn ihres ersten Studienjahres als weniger glücklich eingeschätzt hatten, verdienten zwanzig Jahre später (im Alter von etwa 40 Jahren) ungefähr 50 000 Dollar jährlich. Im Vergleich dazu wiesen ihre Kommilitonen, die sich als sehr glücklich bezeichnet hatten, ein mittleres Jahreseinkommen von 65 000 Dollar auf, ihr Einkommen lag also um fast 30 Prozent höher! Außerdem zeigte sich: Je glücklicher die Studenten im Alter von zwanzig Jahren gewesen waren, umso zufriedener waren sie mit ihrer Arbeit, als sie 40 Jahre alt waren. Die glücklichsten Teilnehmer waren auch seltener in Gefahr geraten, ihren Arbeitsplatz zu verlieren. Es sei noch darauf hingewiesen, dass diese Ergebnisse nichts mit den sozioökonomischen Verhältnissen zu tun hatten, aus denen die Studenten ursprünglich stammten. Das heißt also, ein fröhliches Wesen kann mit dem beruflichen Erfolg in Verbindung gebracht werden, unabhängig davon, welchen Beruf die Eltern ausgeübt haben und wie es um deren Einkommensverhältnisse bestellt war. Die Vorteile des Glücks zeigen sich außerdem sowohl bei Männern als auch bei Frauen.

Warum verdienen glückliche Menschen mehr? Weil sie leistungsfähiger und kreativer sind, und weil sie von den anderen geschätzt werden. Forschungen zeigen, dass sich Menschen ehrgeizigere Ziele setzen, länger bei einer schwierigen Aufgabe verweilen, bevor sie aufgeben, und dass sie sich ganz allgemein als produktiver erweisen als andere, wenn man sie zuvor in eine positive Stimmung versetzt (durch Comics oder lustige Videos, durch die Erinnerung an ein schönes Erlebnis oder indem man ihnen ein kleines Geschenk macht) (Boehm & Lyubomirsky, 2008). Hinzu kommt, dass glückliche Menschen (oder Personen, die gerade guter Laune sind) besser verhandeln können: Es fällt ihnen leichter, auch einmal über den „Tellerrand" hinaus zu denken, und sie finden einfacher Lösungen, die für beide Seiten von Vorteil sind.

Wenn Sie also eine neue Arbeitsstelle suchen, ständig von Ihrem fordernden Chef in Trab gehalten werden oder demnächst einen entscheidenden Vertrag aushandeln sollen, wäre es möglicherweise gar nicht so schlecht, wenn Sie sich zuvor einen der alten Louis de Funès- Filme anschauten oder sich ein paar Folgen von „Klimbim" zu Gemüte führten.

15 Haben lächelnde Frauen bessere Heiratschancen?
Kinderfotos und ein erfülltes Liebesleben

„Nichts unterstreicht die Schönheit besser als das Glück", pflegte die Gräfin von Blessington zu sagen. Und damit hatte sie offensichtlich Recht …

Lee-Ann Harker und Dacher Keltner (2001) haben die Klassenfotos von circa einhundert jungen Mädchen eines amerikanischen Privatcollege untersucht, die zwischen 1958 und 1960 ihren Abschluss gemacht haben. Es handelte sich dabei um Fotos aus dem sogenannten *Yearbook*, in dem die Portraits aller Studenten eines Jahrganges enthalten sind. Mithilfe eines Rasters zur Gesichtsanalyse bewerteten sie, wie deutlich die Studentinnen lächelten und ob das gezeigte Lächeln echt war (beim echten Lächeln ziehen sich auch die Muskeln um die Augen herum zusammen). Außerdem wurde eine Gruppe von unabhängigen

Gutachtern gebeten, jedem der Mädchen eine „Schönheitsnote" zu geben. Anschließend wurden die Probandinnen jeweils im Alter von 27, 43 und 52 Jahren kontaktiert und gebeten, verschiedene Fragen zu ihrem Liebesleben zu beantworten. Die Studie von Harker und Keltner ergab vor allem, dass die Mädchen, die auf dem Klassenfoto gelächelt hatten, im Alter von 27 Jahren relativ häufiger verheiratet waren als ihre Kommilitoninnen desselben Jahrganges. Die Wahrscheinlichkeit, dass sie mit 52 Jahren in ihrer Ehe noch immer zufrieden waren, lag ebenfalls höher. Die Auswirkung des echten Lächelns (und im weiteren Sinn also des Glücks) auf ein erfülltes Liebesleben war übrigens unabhängig von der äußeren Erscheinung der jungen Mädchen: Ob hübsch oder nicht, die lächelnden Teilnehmerinnen hatten signifikant bessere Aussichten in der Liebe.

Anhand von Jugendfotos lässt sich also mit unglaublicher Sicherheit voraussagen, ob wir ein erfülltes Liebesleben führen werden. Diese Erkenntnis gilt nicht nur für Mädchen, und Klassenfotos müssen es auch nicht unbedingt sein.

Im Jahr 2009 haben Hertenstein und seine Kollegen 55 Männer und Frauen im Alter von 60 bis 90 Jahren aus einer Kleinstadt im amerikanischen mittleren Westen gebeten, ihnen acht beliebige Fotos aus ihrer Jugend zur Verfügung zu stellen (Hertenstein et al., 2009). Wie in der oben geschilderten Untersuchung evaluierten die Wissenschaftler für jedes Foto die Intensität der gezeigten Emotionen und berechneten daraus für jeden Versuchsteilnehmer einen mittleren Wert. Je weniger positive Emotionen die Teilnehmer auf ihren Jugendfotos zeigten, umso höher lag die Wahrscheinlichkeit, dass sie als Erwachsene eine oder mehrere Ehescheidungen hinter sich hatten. Nach den Berechnungen der Forscher lag die Wahrscheinlichkeit, dass die Ehen geschieden wurden, bei den Versuchsteilnehmer mit dem „traurigsten Blick" (jene 10 Prozent, die am wenigsten lächelten) um fünfmal höher als bei den glücklichsten (den 10 Prozent mit dem überzeugendsten Lächeln).

Das Glück hat, wie wir sehen, noch einen weiteren Vorteil. Es macht uns deutlich attraktiver und erleichtert die Partnersuche, und es fällt uns auch leichter, diesen Partner zu halten. Deshalb: Auf dem nächsten Familienfoto lächeln! Es lohnt sich!

16 Meine Herren, dürfen Sie glücklicher sein als Ihre Frau?
Unterschiedlich glückliche Ehepartner und Scheidungsrate

Sie wollen, dass Ihre Frau bei Ihnen bleibt? Versuchen Sie es doch einmal damit, unglücklich zu sein!

In einer Untersuchung sind Cahit Guven von der Deakin Universität in Australien und Claudia Senik und Holger Stichnoth von der Pariser École d'économie auf ein für Paare potenziell verheerendes Phänomen gestoßen: den *happiness gap* (oder die „Lücke im Glück") (Guven et al., 2010).

Die Forscher haben die Daten aus drei großen Umfragen analysiert, die über einen Zeitraum von 10 bis 20 Jahren in Deutschland, England und Australien durchgeführt worden waren. In ihren Berechnungen berücksichtigten sie insgesamt mehrere 10 000 Personen, die alle in einer Paarbeziehung lebten. Die Umfrage enthielt Informationen über den Grad des von den Teilnehmern empfundenen Glücks (von 1 – sehr unglücklich – bis 10 – sehr glücklich), über ihr Alter, ihren sozioökonomischen Status sowie etliche weitere Angaben demographischer Art. Die Wissenschaftler konnten den Unterschied im Glück der jeweiligen Partner (der eine Partner war glücklicher bzw. weniger glücklich als oder genauso glücklich wie der andere) in Zahlen ausdrücken und diesen Wert mit der Trennungs- oder Scheidungsrate in Relation setzen.

Aus ihren Analysen geht hervor, dass ein Unterschied im Glück für die Beziehung verhängnisvoll ist. Das gilt allerdings nur für den Fall, dass der Mann sich glücklicher fühlt als seine Frau. Wenn also beispielsweise „Er" seinen Glücksgrad mit 8/10 angibt, „Sie" den ihren aber nur mit 7/10, so steigt die Gefahr, dass die beiden sich im folgenden Jahr scheiden lassen, um 22 Prozent. Bei unverheiratet zusammenlebenden Paaren wirkt sich diese Tatsache noch stärker aus: Ein ungleiches Verhältnis im Glück von Mann und Frau verdreifacht die Wahrscheinlichkeit, dass das Paar ein Jahr später nicht mehr zusammen sein wird. In beiden Fällen ging die Trennung zumeist von den Frauen aus.

Der Unterschied im Glück wirkt sich zudem noch negativer aus, wenn die Frau wirtschaftlich unabhängig ist. Bei Paaren dagegen, die aus den gleichen sozioökonomischen Verhältnissen stammten, derselben Religion angehörten und sich die Hausarbeit gerecht miteinander teilten, waren die schädlichen Auswirkungen eines Unterschieds im Glück weniger stark ausgeprägt. Das Gleiche galt, wenn die Frau Studentin oder Hausfrau und Mutter bzw. nicht mehr erwerbstätig war.

Es zeigte sich schließlich, dass die von den Wissenschaftlern ermittelten Ergebnisse unabhängig vom absoluten Glück der Paare gültig waren: Es spielt keine Rolle, ob der Mann einen Wert von 3, 6 oder 10 auf der Glücksskala angekreuzt hat. Wichtig ist einzig und allein eines: Er darf nicht glücklicher sein als seine Partnerin.

Im Gegensatz zu einer Gehaltserhöhung, einem neuen Wagen oder einem Rezept für Viagra – alles Dinge, die nicht nur den Männern zugute kommen, sondern auch ihren Partnerinnen Freude bereiten können – werden Frauen unglücklicher, wenn sich ihre Männer glücklicher fühlen. Das Glück der Frauen dagegen hat keinerlei negative Auswirkung auf die Zufriedenheit ihrer männlichen Partner.

Neigen Frauen möglicherweise eher dazu als Männer, ihr Glück mit dem anderer zu vergleichen? Legen sie in der Paarbeziehung mehr Wert auf Gleichberechtigung und eine gerechte Verteilung? Oder stellen sie ganz einfach höhere Erwartungen an ihre Beziehung? Zum augenblicklichen Zeitpunkt hat die Forschung noch keine stichhaltige Erklärung dafür, warum vom *happiness gap* nur die Frauen betroffen sind.

Fazit

Für eine dauerhafte Paarbeziehung sind also nicht nur Faktoren verantwortlich wie das Alter, der Bildungsgrad oder bestimmte Charakterzüge. Eines der Geheimnisse liegt offenbar auch darin, dass die Partner im gleichen Maße glücklich sind. Das aber traf in der Untersuchung von Guven nur auf jedes dritte Paar zu.

Meine Herren, lassen Sie es sich also gesagt sein: Wenn Sie nicht in der Lage sind, ihre Partnerin an ihrem Glück teilhaben zu lassen – droht die Trennung!

17 Was kümmert es den Glücklichen, ob andere unglücklich sind?
Glück und Altruismus

Ich bin schon daran gewöhnt, dass ich in Gesprächen mit Freunden oder Kollegen über meine Forschungsarbeit zu hören bekomme, die Suche nach dem Glück sei doch nur eine „läppische bürgerliche Beschäftigung für Leute, die sonst nichts Besseres zu tun haben". Das passiert mir vor allem im französischsprachigen Europa, wo manch einer die Suche nach dem Glück angesichts all des Unglücks in der Welt immer noch für eine recht egoistische Angelegenheit hält, obwohl sich die Sichtweise auch hier zunehmend ändert.

Dabei wird die Tatsache völlig außer Acht gelassen, dass es gerade glückliche Menschen sind, die *am ehesten bereit sind*, Brunnen in Afrika zu bohren oder gegen die Erderwärmung anzukämpfen.

Hier einige Beispiele, die das beweisen:

Isen und Levin (1972) haben beispielsweise untersucht, wie sich positive Empfindungen auf die Hilfsbereitschaft auswirken. Die Forscher postierten sich in der Nähe von Telefonzellen in einem großen Einkaufzentrum, um das folgende Experiment durchzuführen: Ab und zu – aber nicht jedes Mal – legte einer der Versuchsleiter ein 10-Cent-Stück in die Wechselgeldklappe des Telefonapparates. Einige Kunden des Einkaufszentrums, die diese Telefonzelle benutzten, fanden also „rein zufällig" ein Geldstück (die Gruppe mit positiven Emotionen), und die anderen gingen leer aus (Kontrollgruppe). Unmittelbar nach Beendigung des Telefonats folgte ein Mitarbeiter des Versuchsleiters den betreffenden Personen und ließ eine prall gefüllte Aktenmappe zu Boden fallen. Entsprechend der Hypothese der Forscher halfen die Personen, die zuvor ein Geldstück in der Telefonzelle gefunden hatten, bereitwilliger, die herausgefallenen Blätter wieder einzusammeln, als die aus der Kontrollgruppe. Die gleiche Wirkung auf die Hilfsbereitschaft wurde auch beobachtet, wenn die Probanden zur Hebung ihrer Stimmung einen Keks geschenkt bekamen, bevor der Versuchsleiter sie bat, ihm kurz zur Hand zu gehen.

Freude verstärkt unseren Altruismus, und das gilt bereits im Kindesalter ...

1974 haben die Psychologen Rosenhan, Underwood und Moore 36 Kinder im Alter von sieben bis acht Jahren (18 Jungen und 18 Mädchen) nach dem Zufallsprinzip in drei Gruppen eingeteilt (Rosenhan et al., 1974). Die Kinder in der ersten Gruppe sollten sich an ein schönes Erlebnis erinnern und mit dem Versuchsleiter darüber sprechen. Die in der zweiten Gruppe sollten sich an ein trauriges Geschehen erinnern, und in der dritten Gruppe schließlich, der Kontrollgruppe, wurden die Kinder lediglich aufgefordert, laut zu zählen. Nach dieser Manipulation der Stimmung teilten die Forscher den Kindern mit, sie würden sie nun einen Augenblick allein lassen. Als Belohnung dürften sich die Kleinen uneingeschränkt aus einer Schatzkiste voller Süßigkeiten bedienen. Außerdem schenkte der Versuchsleiter jedem Kind 25 1-Cent-Stücke und erklärte, die hätte es gewonnen, dürfe aber, sofern es Lust habe, einige davon in ein Kästchen legen, dessen Inhalt für andere Kinder bestimmt sei, die weniger Glück gehabt hätten. Anschließend verließ der Versuchsleiter den Raum. Zwei Dinge interessierten die Wissenschaftler: Wie viele Bonbons die Kinder aßen (Selbstbelohnung) und wie viel Geld sie in das Kästchen legten (Altruismus).

3 Das Glück und seine Folgen

Es zeigte sich, dass sich sowohl die Kinder aus der „traurigen" als auch die aus der „fröhlichen" Gruppe stärker selbst belohnten: Sie gönnten sich mehr Süßigkeiten als die Kinder aus der Kontrollgruppe. Allerdings spendeten ausschließlich die gut gestimmten Kinder mehr Geld für ihre weniger vom Glück begünstigten Altersgenossen. Sie waren also in der Lage, nicht nur sich selbst, sondern auch anderen eine Freude zu bereiten.

Glückliche Menschen engagieren sich auch stärker im sozialen Bereich.

Im Jahr 2008 bat Elizabeth Dunn (Dunn et al., 2008) in einer repräsentativen Stichprobe mehr als 600 Amerikaner, einzuschätzen, wie glücklich sie waren und danach anzugeben, wie viel Geld sie jeden Monat für Wohltätigkeitszwecke spendeten. Es stellte sich heraus, dass die befragten Personen umso mehr Geld für karitative Einrichtungen zur Verfügung stellten, je glücklicher sie waren. Dieses Verhältnis zeigte sich übrigens unabhängig vom Einkommen der Probanden.

Zu dem gleichen Ergebnis gelangte auch Francesca Borgonovi (2008) in einer Umfrage, an der circa 30 000 Amerikaner aus allen möglichen Berufsgruppen, Konfessionen und Herkunftsländern teilgenommen hatten. Je glücklicher eine Person war, umso eher war sie bereit, Gutes zu tun.

Und schließlich ist auch zu beobachten, dass das Gefühl, glücklich zu sein, positiv mit dem Wunsch korreliert, die Umwelt zu schützen (Mayer & Frantz, 2004).

Fazit

Aus diesen Untersuchungen geht hervor, dass das persönliche Glück dazu beiträgt, gesellschaftliche Beziehungen aufzunehmen und diese zu stärken, es fördert den Altruismus und bewegt die Bürger dazu, sich für humanitäre Belange und den Umweltschutz einzusetzen. Außerdem sollten Sie nicht vergessen, dass das Glück ansteckend wirkt und sich in unserem sozialen Umfeld ausbreitet, und das sogar bis hin zu Menschen, die wir nur über drei Ecken kennen. Wenn Sie glücklicher werden, haben auch die anderen etwas davon.

Die Suche nach dem Glück ist also keineswegs müßig. Dieser Tatsache werden sich, dem Beispiel Bhutans mit seinem „Bruttonationalglück" folgend, immer mehr Regierungen überall auf der Welt bewusst. Vor allem in Frankreich werden heute die Angaben zum herkömmlichen Bruttosozialprodukt durch den IRB (Indice relatif de bonheur, den relativen Glücksindex) ergänzt, um Aussagen darüber machen zu können, wie es um die Befindlichkeit der Nation bestellt ist.

18 Verändert Freude unsere Sicht auf die Welt?
Wie Gefühle unsere Wahrnehmung und unser Urteil beeinflussen

Wer von uns hat wohl noch nicht gehofft, sein Chef möge am Tag der Manöverkritik gute Laune haben? Wer fand sich noch nie hässlich oder wenig attraktiv, wenn er (oder sie) nach Erhalt einer schlechten Nachricht in den Spiegel blickte? War die Nachricht dagegen gut, hielten wir uns für unwiderstehlich oder verführerisch, stimmt's?

Der Gedanke, dass unsere Gefühle unser Urteil beeinflussen, ist nicht neu. Aktuelle Forschungen bestätigen, was uns der gesunde Menschenverstand schon immer gesagt hat, und sie erklären, wie unsere Gefühle und vor allem Freude unsere Wahrnehmung von der Umwelt verändern.

> Fredrickson und Branigan (2005) haben 104 Versuchspersonen gebeten, sich kurze Videosequenzen anzuschauen, mit denen ihre Gefühlslage unterschiedlich beeinflusst werden sollte. Ein Teil der Probanden bekam einen lustigen Film zu sehen (fröhlich über Eisschollen

hüpfende Pinguine); anderen wurde ein abstoßender Streifen gezeigt (eine Gruppe von Jugendlichen greift unschuldige Passanten an), der beim Zuschauer Stress auslöst; die dritte Gruppe, die Kontrollgruppe, sah lediglich etwas ganz Neutrales (farbige Kleckse). Anschließend zeigte man den Teilnehmern verschiedene geometrische Figuren, so wie in der folgenden Abbildung. Sie sollten entscheiden, welche der beiden unteren Formen der oberen am meisten ähnelte. Eigentlich gab es gar keine richtige Antwort, denn die Form unten links wies die gleiche Gesamtanordnung auf (ein Dreieck), und die Form unten rechts war hinsichtlich der einzelnen Elemente mit der oberen identisch (sie bestand aus Quadraten).

Es zeigte sich, dass die Versuchspersonen, deren Stimmung positiv beeinflusst worden war, dazu neigten, die Dinge in ihrer Gesamtheit zu sehen (sie entschieden sich deshalb mehrheitlich für das Dreieck), wohingegen diejenigen, die negativ eingestimmt waren, die Dinge eher im Einzelnen wahrnahmen (sie gaben folglich zumeist den Quadraten den Vorzug). Die Kontrollgruppe wies keinerlei Präferenzen auf.

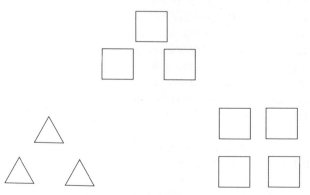

Ob man die Dinge analytisch oder eher global betrachtet, ist an sich weder gut noch schlecht. Alles hängt vom jeweiligen Kontext ab. Handelt es sich um eine Aufgabe, die Kreativität erfordert, ist es von Vorteil, die Dinge möglichst umfassend zu sehen und verschiedene Vorstellungen miteinander zu verbinden – man sollte also fröhlich gestimmt sein. Sind allerdings analytische Fähigkeiten gefordert, könnte unsere Fröhlichkeit uns einen Streich spielen.

2001 haben Petty, DeSteno und Rucker Versuchspersonen mit verschiedenen Werbebotschaften konfrontiert (Petty et al., 2001). Es zeigte sich, dass gut gelaunte Menschen ihre Aufmerksamkeit vorwiegend auf die *oberflächlichen* Aspekte der Anzeigen richten: Sie lassen sich deshalb von grafisch ansprechend gestalteter Werbung bzw. von solcher, in der ein attraktives Model oder eine Autoritätsperson auftreten (z. B. ein Arzt, der ihnen sagt, die Creme *Escarre 2000* sei für ihre Haut die beste ...), sehr viel stärker beeinflussen ... Eher negativ eingestellte Personen dagegen neigen dazu, sich auf den Inhalt der Werbebotschaft zu konzentrieren und reagieren auf die Überzeugungskraft der Argumente (z. B. die Creme *Escarre 2000* ist gut, weil sie diesen oder jenen aktiv wirksamen Bestandteil enthält).

Mürrische Menschen gehen also mit Werbebotschaften sehr viel gründlicher um als gut gelaunte Zeitgenossen. Die Werbefachleute machen sich heute die Ergebnisse dieser Studien zunutze, um ihre Botschaften möglichst geschickt zu vermitteln. Entwerfen sie beispielsweise eine Werbung, die während eines Popkonzerts zum Einsatz kommen soll, legen sie im Allgemeinen vor allem Wert auf eine „attraktive Verpackung". Rationale Argumente, die für das Produkt sprechen, sind in diesem Fall weniger wichtig.

Fazit

Eine positive Stimmung stärkt demnach unsere Leistungsfähigkeit bei Aufgaben, die Kreativität erfordern, aber sie mindert sie, wenn ein systematischer Umgang mit Informationen gefordert ist (etwa die Rechtschreibkontrolle eines Textes). Aus diesen Forschungen über die Stimmung und unsere Urteilsfähigkeit geht also hervor, dass sich Freude zwar häufig ausgesprochen positiv auswirkt, dass wir aber dennoch unserer schlechten Laune nicht systematisch aus dem Weg gehen sollten. Ganz im Gegenteil, einen trüben Nachmittag können wir bestens dazu nutzen, eine Arbeit zu erledigen, die Genauigkeit und Sorgfalt erfordert.

19 Kann es sein, dass positive Gefühle uns gelegentlich rassistisch machen?
Freude und Stereotype

Wie wir gesehen haben, führen positive Emotionen dazu, dass Menschen die Dinge eher global und nicht so sehr analytisch betrachten. Das kann leider manchmal auch bewirken, dass sie bei der Begründung ihres Urteils häufiger auf Stereotype zurückgreifen.

> In einer Untersuchung von Bodenhausen, Kramer und Süsser (1994) sollten die Versuchsteilnehmer entscheiden, ob ein Angeklagter ein Verbrechen begangen hatte oder nicht. Zuvor war die Stimmung der Probanden manipuliert worden, indem man ihnen den Verdächtigen auf unterschiedliche Weise beschrieben hatte. Für die eine Hälfte der Versuchspersonen hieß der Beschuldigte Juan Garcia, für die andere trug er den Namen John Garner. Abgesehen von dem Namen war die Beschreibung der Fakten in allen Fällen gleich. Bei den Probanden mit neutraler Stimmung spielte die Herkunft des Verdächtigen für ihr Urteil über seine Schuld keine Rolle, bei den gut Gelaunten hingegen

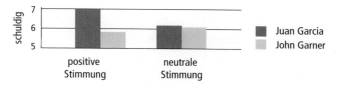

Manipulation der Stimmung

gab sie häufig den Ausschlag (siehe Abbildung). Diese Versuchspersonen hielten es nämlich für sehr viel wahrscheinlicher, dass der Verdächtige schuldig war, wenn sein Name darauf schließen ließ, dass es sich bei ihm um einen Hispano handelte (eine Herkunft, die in den USA automatisch mit Kriminalität assoziiert wird).

Aber hüten wir uns vor voreiligen Schlüssen. Diese Studie besagt natürlich nicht, dass glückliche Menschen rassistischer sind als andere. Alle Erkenntnisse über das Glück scheinen im Gegenteil darauf hinzuweisen, dass gerade glückliche Menschen ganz besonders offen für andere sind. Dennoch sollten wir uns bewusst machen, wie sich unsere Gefühle (die positiven wie die negativen) auf unser Denken auswirken können, damit wir aus den freudigen Momenten unseres Lebens wirklich nur den größten Nutzen ziehen.

4
Das Glück: Mythen und Meinungen

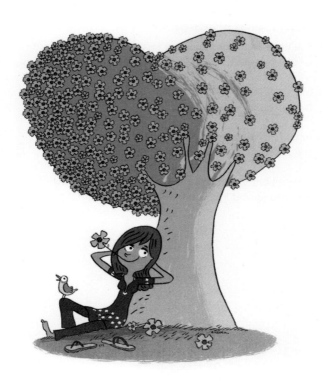

Inhaltsübersicht

20 Macht Geld glücklich?
Reichtum wirkt sich in zweifacher Hinsicht auf die
Zufriedenheit aus 67

21 Ein großes Haus auf dem Land oder lieber eine kleine Wohnung ganz in der Nähe des Arbeitsplatzes?
Der Weg zur Arbeit und seine Auswirkung 74

22 Ist eine gute Gesundheit Vorbedingung für das Glück?
Krankheit, Glück und Gewöhnung 77

23 Macht Schönheit glücklich?
Die Bedeutung der äußeren Erscheinung in der Stadt
und auf dem Land 81

24 Machen Kinder glücklich?
Das Paradox der Elternschaft 84

25 In welchem Alter ist man am glücklichsten?
Die Entwicklung des Glücks im Laufe des Lebens....... 90

26 Können wir voraussagen, was uns glücklich macht?
Erwartung und Realität klaffen oft auseinander 94

20 Macht Geld glücklich?

Reichtum wirkt sich in zweifacher Hinsicht auf die Zufriedenheit aus

Geld macht nicht glücklich, sagt der Volksmund. Worauf Jules Renard erwiderte: „Wenn Geld nicht glücklich machte, hätten die Unglücklichen es schon längst zurückgegeben." Und der französische Komiker Coluche, der bekanntlich auch nicht auf den Mund gefallen war, fügte hinzu: „Bei den Armen ist es jedenfalls nicht das Geld, das sie glücklich macht, das steht fest." Daran, dass es so viele Sprichwörter und Zitate zum Thema Geld und Glück gibt, zeigt sich, dass man in dieser Frage durchaus unterschiedlicher Meinung sein kann. So hört man beispielsweise häufig, Geld bereite nur Sorgen (Zeitschriften wie *Die Bunte* oder *Gala* sind gespickt mit Berichten über Rockstars, die auf die schiefe Bahn geraten sind, oder über depressive Millionäre). Ebenso oft ist aber auch die gegenteilige Ansicht zu hören. Viele meinen, Geld verschaffe die für die Zufriedenheit unerlässliche Seelenruhe und materiellen Komfort, außerdem öffne es zahlreiche Türen und ermögliche die Verwirklichung der kühnsten Träume …

Doch was wissen wir, abgesehen von den Sprichwörtern, Anekdoten oder individuellen Meinungen eigentlich genau über den Zusammenhang von Geld und Glück? Was sagt die Forschung über den Einfluss unseres Bankkontos?

Es gibt tatsächlich bereits fast ebenso viele wissenschaftliche Untersuchungen über diese Frage wie Sprichwörter. In den vergangenen zwanzig Jahren sind sowohl in den Wirtschaftswissenschaften als auch in der Psychologie unzählige internationale Untersuchungen und experimentelle Studien durchgeführt worden, um den Zusammenhang zwischen Reichtum und Zufriedenheit zu verstehen, und die jüngste Wirtschaftskrise hat dieses Phänomen noch verstärkt.

Im Jahr 2009 erschien im *Journal of Positive Psychology* eine Studie, die meiner Ansicht nach die umfangreiche Literatur hervorragend auf den Punkt bringt (Aknin et al., 2009):

> In ihrer Studie mit dem Titel „Vom Reichtum zur Zufriedenheit? Geld ist wichtig ... aber nicht so wichtig wie wir glauben" haben Lara Aknin und Elizabeth Dunn von der Universität von British Columbia sowie Michael Norton (Harvard) in einer repräsentativen Stichprobe 429 erwachsene Amerikaner gebeten, Auskunft über ihr jährliches Einkommen und über den Grad ihrer Zufriedenheit im Leben zu geben. Ganz konkret sollten die Versuchsteilnehmer auf einer Liste mit zehn Einkommenskategorien (von 5000 bis mehr als eine Million Dollar Jahreseinkommen) ankreuzen, welche am besten ihrer finanziellen Situation entsprach. Außerdem sollten sie auf einer Skala von 0 (schlechter kann mein Leben nicht werden) bis 10 (ein besseres Leben kann ich mir nicht vorstellen) angeben, wie zufrieden sie waren. Anschließend wurden sie gebeten, sich jede dieser Einkommenskategorien in Gedanken vorzustellen (die Reihenfolge, in der sie den Teilnehmern genannt wurden, variierte) und zu schätzen (wir sagen „voraussagen"), wie zufrieden ihrer Meinung nach jemand im Leben ist, der soviel Geld zur Verfügung hat.
>
> Die folgende Abbildung verdeutlicht, dass diese Studie drei wichtige Feststellungen erlaubt:
>
> Zum einen sieht man, dass Geld ganz gewiss allgemein zu einem Gefühl des Glücks beiträgt, allerdings in sehr viel geringerem Ausmaß als üblicherweise angenommen. Die Versuchsteilnehmer sagen eine starke lineare Beziehung zwischen dem Einkommen und dem Glück voraus (**graue Linie**), doch in Wirklichkeit ist diese Beziehung wesentlich schwächer (**schwarze Linie**).
>
> Auffällig ist, dass die Versuchsteilnehmer offensichtlich in der Lage sind, recht genau vorherzusagen, wie zufrieden relativ wohlhabende Menschen sind (solche mit einem Jahreseinkommen von mehr als 90 000 Dollar), dass sie aber anscheinend das Glück von weniger begüterten Personen (deren Einkommen unter 55 000 Dollar im Jahr liegt) sehr stark unterschätzen.
>
> Im Zusammenhang damit ist zudem festzustellen, dass überraschenderweise die Personen mit geringem Einkommen (weniger als

10 000 Dollar jährlich) nicht zwangsläufig sehr unglücklich sind (ein Wert von ungefähr 5,5/10 auf der Glücksskala). Ihr Zufriedenheitsgrad ist gewiss nicht ideal, aber die Personen mit einem sehr niedrigen Einkommen unterscheiden sich von ihren wesentlich besser gestellten Zeitgenossen (die mehr als eine halbe Million Dollar im Jahr verdienen) tatsächlich nur um zwei Punkte.

Und schließlich geht aus der Untersuchung hervor, dass jenseits eines gewissen Grades an finanziellem Wohlstand ein höheres Einkommen keine Steigerung der Zufriedenheit mehr nach sich zieht, aber das ist auch nicht überraschend und wurde von den Versuchsteilnehmern übrigens korrekt vorhergesagt.

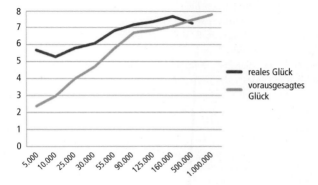

Die Amerikaner irren sich also, wenn sie glauben, die Zufriedenheit hänge wesentlich vom Geld ab. Aber wie sieht es bei uns aus?

Einmal abgesehen von den Entwicklungsländern, in denen Wohlstand häufig eine wichtige Voraussetzung für das Glück ist (denn schließlich muss man in der Lage sein, seine Grundbedürfnisse zu befriedigen), scheinen Geld und Zufriedenheit in unseren westlichen Gesellschaften tatsächlich nur schwach miteinander zu korrelieren.

Das bestätigen die Arbeiten von Cédric Afsa und Vincent Marcus vom Institut National de la Statistique et des Études Économiques (INSEE) in der traditionellen Publikationsreihe *France, portrait social* (Afsa & Marcus, 2008). Die Forscher haben die Daten aus den Umfragen von

Eurobarometer (die seit 1974 im Auftrag der Europäischen Kommission durchgeführt werden) mit den Statistiken über die jährlichen Durchschnittseinkommen der Franzosen gekoppelt und so die Entwicklung der Gehälter und die des empfundenen Glücks zueinander in Relation gesetzt. Einer repräsentativen Stichprobe aus der französischen Bevölkerung, insgesamt ungefähr 20 000 Personen, wurde so über einen Zeitraum von 25 Jahren zweimal jährlich die Frage gestellt: „Sind Sie insgesamt mit dem Leben, das Sie führen, sehr zufrieden, recht zufrieden, nicht besonders zufrieden oder überhaupt nicht zufrieden?"

Wie aus der folgenden Grafik zu ersehen ist, hat sich das durchschnittliche Bruttoeinkommen in Frankreich in der Zeit von 1975 bis 2000 fast verdoppelt, es ist von 14 500 Euro auf ungefähr 24 000 Euro im Jahr gestiegen (**graue Linie**). Der Prozentsatz der Franzosen, die sagen, sie seien mit ihrem Leben „sehr" oder „recht zufrieden", ist dagegen im gleichen Zeitraum erstaunlich konstant geblieben (**schwarze Linie**) – das heißt, er liegt im Schnitt bei 75 Prozent.

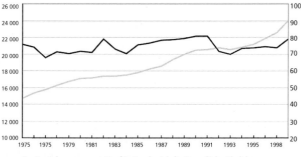

— Bruttoeinkommen pro Kopf in Frankreich (in Euro, linke Skala)

— Prozentsatz der Personen, die mit ihrem Leben sehr oder recht zufrieden sind (rechte Skala)

Wie ist eine so schwach ausgeprägte Beziehung zwischen Glück und Geld zu deuten? Wie lässt sich erklären, dass wohlhabende Menschen nicht wesentlich glücklicher sind als weniger Begüterte, trotz all der Annehmlichkeiten, die mit dem Reichtum ein-

4 Das Glück: Mythen und Meinungen

hergehen können (Erfüllung persönlicher Pläne, ein komfortables Heim, Luxusreisen, teure Restaurants ...)? Warum reicht der materielle Wohlstand, den wir doch alle zumindest für einen Bestandteil des Glücks halten, allein nicht aus, um uns glücklicher zu machen? Diese Fragen stehen im Zentrum unserer Forschungen über das Glück, und in der wissenschaftlichen Gemeinschaft erscheinen zurzeit zahlreiche Veröffentlichungen zu diesem Thema. Eine der Antworten lautet, dass sich die Suche nach dem Geld als stressig erweisen kann und dass häufig die gesellschaftlichen Beziehungen und die Freizeit darunter leiden. Außerdem geht mit einem gestiegenen Einkommen oft auch eine Veränderung der gesellschaftlichen Vergleichsmaßstäbe einher. Wer zum Direktor befördert wird, bekommt nämlich nicht nur ein höheres Gehalt, sondern wird sich mit Sicherheit auch in anderen gesellschaftlichen Kreisen bewegen müssen, die natürlich ebenfalls besser gestellt sind. Dann kann es ganz schön schwer sein, sich mit dem neuen BMW zufriedenzugeben, wo doch der Nachbar einen Ferrari fährt ...

Auch wir haben uns mit dieser Frage beschäftigt. Unserer Meinung nach ist einer der Hauptgründe dafür, warum Geld und Glück nur so wenig miteinander zu tun haben, darin zu sehen, dass Reichtum uns daran hindert, die kleinen Freuden des Lebens zu genießen.

Wir wollten diese Hypothese prüfen und haben zu diesem Zweck eine zweiteilige Untersuchung durchgeführt (Quoidbach, Dunn, Perides & Mikolajczak, 2010). In einem ersten, quantitativen Teil haben wir den *Zusammenhang zwischen Reichtum und Genussfähigkeit* überprüft. Etwa 350 Angestellte der Universität Lüttich waren bereit, an einer Online-Befragung teilzunehmen, bei der sie angeben sollten, wie viel sie im Monat verdienen, wie hoch ihre Ersparnisse sind und als wie glücklich sie sich einschätzen. Auf dem ihnen vorgelegten Fragebogen war entweder ein Foto von einem dicken Bündel Euro-Scheinen zu sehen oder ein „neutrales" Bild. Mit dieser Manipulation wollten wir testen, ob eine einfache Aktivierung der Vorstellung von Reichtum im

Kopf der Versuchsteilnehmer deren Antworten beeinflussen kann. Anschließend haben wir in unterschiedlichen Versuchssituationen die Fähigkeit unserer Probanden geprüft, die kleinen Freuden des Lebens zu genießen. Sie sollten sich beispielsweise vorstellen, sie würden ein romantisches Wochenende mit ihrem Partner (ihrer Partnerin) verbringen, während eines Spazierganges auf eine traumhaft schöne Landschaft stoßen oder aber von einem Freund (einer Freundin) in die Ferien eingeladen werden… Für jedes dieser Szenarien gab es eine Liste mit verschiedenen Verhaltensweisen, und die Teilnehmer sollten daraus diejenigen auswählen, die am besten ihrer Reaktion in der betreffenden Situation entsprächen. Manche dieser zur Wahl stehenden Verhaltensweisen hätten es ermöglicht, die angenehme Situation zu verlängern (z. B. das Handy ausschalten, um sich ganz dem Augenblick hinzugeben, fotografieren, seine Freude mit Freunden teilen …), andere hingegen hätten das Vergnügen wahrscheinlich eher geschmälert (etwa die Suche nach dem Haken an der Sache, Vorwürfe … usw.)

Aus diesem ersten Teil unserer Untersuchung ging eines ganz klar hervor: Je mehr Geld die Versuchspersonen verdienten, umso seltener entschieden sie sich für Verhaltensweisen, mit denen sie das Vergnügen an den verschiedenen Szenarien hätten steigern können. Anders ausgedrückt, die reichsten Teilnehmer schätzten die kleinen Freuden des Alltags am geringsten. Noch bestürzender aber war die Feststellung, dass sich die gleiche Wirkung einstellte, wenn die Versuchsteilnehmer lediglich mit der Vorstellung von Reichtum konfrontiert wurden (mit der Abbildung der Geldscheine auf dem Formular): Allein der Anblick von Geld reichte aus, um die Probanden in ihrer Genussfähigkeit einzuschränken.

Ziel des zweiten Teils unserer Untersuchung war es, die Ergebnisse aus dem ersten Teil zu bestätigen. Und dazu wollten wir das konkrete, fassbare Verhalten der Probanden beobachten. Wir gaben uns als Marktforscher im Auftrag einer Schokoladenfirma aus und baten etwa 40 Studenten, eine neue Praline zu testen. Bevor die Versuchspersonen die Praline probieren durften, sollten sie einen kurzen Fragebogen ausfüllen, und dabei richtete es der Versuchsleiter scheinbar unabsichtlich so ein, dass ein Teil von ihnen ein Foto von Geldscheinen und die anderen ein neutrales Bild zu sehen bekamen. Genau wie in der vorausgegangenen Untersuchung wollten wir mit dieser Manipulation im

Kopf der Studenten die Vorstellung von Reichtum aktivieren, ohne dass sie selbst sich dessen bewusst waren. Zwei in der Nähe nicht sichtbar postierte Beobachter registrierten genau, wie lange die einzelnen Versuchsteilnehmer die Praline jeweils im Mund behielten und wie häufig sie lächelten.

Dieser zweite Teil unserer Untersuchung ergab, dass sich die Studenten, die ein „neutrales" Bild vor Augen gehabt hatten, durchschnittlich 45 Sekunden Zeit nahmen, um die Schokolade zu probieren. Die anderen, denen wir das Foto mit dem Geldbündel untergeschoben hatten, gönnten sich nur 30 Sekunden. Die Kaugeschwindigkeit lag also im zweiten Fall um 33 Prozent höher, was darauf schließen lässt, dass diese Probanden für die Wonnen des Schokoladengenusses weniger empfänglich waren. Auch die Beobachtungen hinsichtlich des Lächelns bekräftigten dieses Ergebnis: Allein durch die Aktivierung der Vorstellung von Geld minderte sich ihr Vergnügen daran, ein Stückchen Schokolade zu genießen.

Die Schlussfolgerungen, die sich aus den Ergebnissen unserer Studie ziehen lassen, sollten uns zu denken geben: Nicht nur das reale, greifbare Geld, das wir in der Tasche haben, schmälert unsere Fähigkeit, die kleinen Freuden des Lebens zu genießen, schon der einfache Gedanke daran verändert unsere Reaktionen. Die unbewusste Aktivierung der Vorstellung von Geld hat also die gleiche Auswirkung wie dessen ganz realer Besitz!

Fazit

In unseren Überflussgesellschaften trägt Geld sicherlich seinen Teil zum Glück bei, aber in wesentlich geringerem Maße als wir gemeinhin annehmen. Auch wenn die meisten von uns meinen, ein geringes Einkommen käme einem Unglück gleich, ein Lottogewinn hingegen bedeute die reinste Seligkeit, so zeigt die Forschung, dass Reichtum in Wirklichkeit nur einen sehr beschränkten Einfluss ausübt.

Das lässt sich vielleicht dadurch erklären, dass wir zwar relativ zutreffend voraussagen können, welche Vorteile mit dem Besitz von Geld verbunden sind, aber nicht immer in der Lage sind, auch seine gegenteilige Wirkung vorherzusehen. Das, was das Geld uns auf der einen Seite gibt, nimmt es uns auf der anderen wieder, denn es vermindert unsere Fähigkeit, die alltäglichen Dinge zu schätzen.

Außerdem reicht offensichtlich schon das Gefühl aus, möglicherweise zu Wohlstand zu gelangen, um unsere Freude an den einfachen Dingen zu schmälern, des realen Geldes bedarf es dazu gar nicht.

Das sollte uns gerade in der augenblicklichen Wirtschaftskrise zu denken geben, in einer Zeit, in der sich die Grenzen unseres kapitalistischen Systems deutlich abzeichnen …

21 Ein großes Haus auf dem Land oder lieber eine kleine Wohnung ganz in der Nähe des Arbeitsplatzes?
Der Weg zur Arbeit und seine Auswirkung

Sie haben in den vergangenen Jahren ganz hervorragende Arbeit geleistet und Ihr Chef verkündet Ihnen deshalb – und dabei bietet er Ihnen selbstverständlich eine seiner köstlichen Havannas an –, er habe Sie zum Leiter der neuen Zweigstelle erkoren, die allerdings 30 Kilometer vom alten Büro entfernt liegt. Der Weg von Zuhause ist zwar ein wenig weit, aber der Posten ist mit mehr Verantwortung verbunden, am Ende des Monats haben Sie mehr Geld in der Tasche und außerdem bekommen Sie ein großes Büro mit Blick auf den Park. Sie müssten ja verrückt sein, wenn Sie eine solche Gelegenheit ausschlügen, oder?

Nicht unbedingt, wenn wir Alois Stutzer und Bruno Frey von der Universität Zürich Glauben schenken (Stutzer & Frey, 2008). Die Europäer benötigen täglich 40 Minuten für den Weg von ihrer Wohnung zum Arbeitsplatz. Und die Dauer dieser Anfahrt

4 Das Glück: Mythen und Meinungen

steht offensichtlich in einem direkten Zusammenhang mit ihrer Zufriedenheit ...

Die Forscher haben die Daten aus dem Sozioökonomischen Panel analysiert, einer großen repräsentativen Wiederholungsbefragung, die im Jahr 1984 begann und bei der über 20 000 Deutsche jedes Jahr um Angaben zu ihrer persönlichen, familiären und beruflichen Situation gebeten werden. Unter anderem werden sie gefragt, wie viel Zeit sie täglich für den Weg zur Arbeit benötigen und wie sie ihre allgemeine Zufriedenheit mit ihrem Leben bewerten (auf einer Skala von 1 bis 10). Das ermöglichte es den Wissenschaftlern, die Korrelation zwischen diesen beiden Variablen zu ermitteln, und das für eine sehr große Anzahl an Probanden. Die nachfolgende Abbildung veranschaulicht die Ergebnisse der Studie.

Je mehr Zeit die Befragten für den täglichen Weg zur Arbeit benötigten, umso weniger zufrieden waren sie in ihrem Leben. Wie sehr eine längere Anfahrt zum Arbeitsplatz unsere Zufriedenheit beeinträchtigt, darf nicht unterschätzt werden: Die Forscher nehmen an, dass der Verlust unseres Arbeitsplatzes uns nur fünfmal stärker in unserem Wohlbefinden beeinträchtigt, als die Tatsache, jeden Tag eine um 20 Minuten längere Anfahrt zur Arbeit in Kauf nehmen zu müssen.

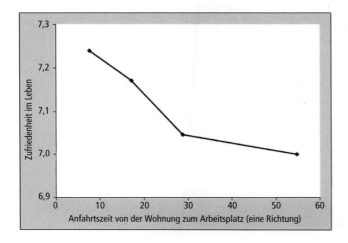

Die Ergebnisse der Untersuchung von Stutzer und Frey haben einen Widerspruch aufgezeigt, den die Ökonomen das „Pendlerparadox" nennen. Die meisten Menschen leben nämlich lieber in einem großen Haus auf dem Land, weit entfernt von ihrem Arbeitsplatz, als in einer bescheideneren Wohnung ganz in der Nähe des Büros. Was die Zufriedenheit betrifft, geht die Rechnung aber häufig nicht auf. Denn wer eine halbe Stunde für die Anfahrt zu seinem Arbeitsplatz braucht, müsste 25 Prozent mehr verdienen als ein anderer, der sein Büro zu Fuß erreichen kann, um genauso glücklich zu sein wie dieser. Das ist aber bei weitem nicht immer der Fall …

Warum beeinträchtigt eine lange Anfahrt zur Arbeit unsere Zufriedenheit so stark? Zum Teil deshalb, weil wir uns niemals wirklich daran gewöhnen können. Denn wir können nie genau vorhersehen, was unterwegs geschehen wird, und deshalb fällt es uns so schwer, uns darauf einzustellen: Mal ist es ein Stau im Tunnel, mal ein überfüllter Zug, dann wieder ein Müllauto oder eine Baustelle auf der Autobahn … An eine Gehaltserhöhung würden wir uns hingegen sehr viel schneller gewöhnen!

Die folgende Grafik, die wir den Arbeiten von Stutzer (2009) entnommen haben, zeigt, wie rasch sich die Teilnehmer an dem deutschen Sozioökonomischen Panel nach einer Gehaltserhöhung (+50%) an ihren neuen Lebensstil gewöhnt haben. Ganz anders sieht es dagegen bei jenen aus, deren Anfahrt von der Wohnung bis zum Arbeitsplatz sich verlängert hat und die in ihrem Leben immer unzufriedener werden.

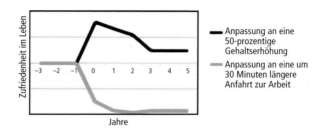

Fazit

Unbewusst treffen wir oft Entscheidungen, die unserem Glück abträglich sind, denn wir lassen uns vom „schönen Schein" der Dinge blenden. Welchen Nutzen hat ein herrliches Haus mit vielen Zimmern auf dem Lande? Wie oft im Jahr bekommen Sie denn eigentlich Besuch von Freunden, die über Nacht bleiben? Sind drei oder vier Tage im Jahr wirklich 360 lange Anfahrten wert?

22 Ist eine gute Gesundheit Vorbedingung für das Glück?
Krankheit, Glück und Gewöhnung

„Dummheit, Egoismus und eine gute Gesundheit: Das sind die drei notwendigen Bedingungen für das Glück", schrieb Flaubert. Was die „Dummheit" und den „Egoismus" betrifft, so befand sich der Gute sicherlich total auf dem Holzweg, denn wie wir gesehen haben, sind glückliche Menschen bei der Arbeit effizienter, sie sind kreativer und großzügiger, und sie engagieren sich stärker in der Gesellschaft.

Aber wie steht es mit der Gesundheit?

Die Erkenntnisse der Wissenschaft mögen uns vielleicht überraschen, aber es sieht ganz so aus, als habe sich Flaubert auch in diesem Punkt geirrt! Eine eiserne Gesundheit hat nur wenig, möglicherweise gar nichts mit dem Glück zu tun.

Haben Sie *Schmetterling und Taucherglocke* gelesen? Dann kennen Sie vielleicht das *Locked-In-Syndrom* (LIS)? Mit diesem medizinischen Begriff bezeichnet man Patienten, die „in ihrem eigenen Körper gefangen" sind. Das Schicksal solcher Menschen, die vollständig gelähmt sind und nicht kommunizieren können (außer durch ein Zwinkern mit den Augenlidern), die aber dennoch bei vollem Bewusstsein sind, erscheint manch einem häufig schlimmer als der Tod. Die meisten Menschen – auch viele Ärzte – sagen deshalb, sie würden es in einem solchen Fall für sich vorziehen, von den Apparaten „abgehängt" zu werden, als den Rest des Lebens im eigenen Körper gefangen zu verbringen.

Neuere Untersuchungen von Kollegen der Universität Lüttich scheinen ihnen jedoch Unrecht zu geben.

Im Jahr 2007 haben Marie-Aurélie Bruno und ihre Kollegen versucht, das Glücksempfinden von LIS-Patienten zu messen und es mit dem

Schönste Phase meines Lebens	
	+5 genauso gut wie in der schönsten Phase meines Lebens
	+4 fast so gut wie in der schönsten Phase meines Lebens
	+3 sehr gut
Gesunde Personen →	+2 gut
LIS-Patienten →	+1 einigermaßen gut
	0 weder gut noch schlecht
	−1 relativ schlecht
	−2 schlecht
	−3 sehr schlecht
	−4 fast so schlecht wie in der schlimmsten Phase meines Lebens
	−5 genauso schlecht wie in der schlimmsten Phase meines Lebens
Schlimmste Phase meines Lebens	

gesunder Personen zu vergleichen (Bruno et al., 2008). Sie baten 65 LIS-Patienten und 820 Kontrollpersonen derselben Altersgruppe, zunächst an die unglücklichste Zeit in ihrem Leben und danach an die glücklichste Periode zu denken. Patienten und Kontrollpersonen sollten anschließend auf einer Skala von −5 (schlimmste Zeit) bis +5 (schönste Zeit) angeben, wie zufrieden sie sich derzeit fühlten.

Wie aus der Tabelle hervorgeht, lag bei dieser Untersuchung der von den LIS-Patienten angegebene mittlere Wert nur unwesentlich unter dem durchschnittlichen Wert der Kontrollpersonen gleichen Alters. Auf der Skala von -5 bis +5 gaben die LIS-Patienten im Allgemeinen Werte im Bereich von −2 bis +4 an, die Werte der Kontrollpersonen variierten bei den meisten zwischen 0 und +4. Außerdem stellten die Forscher fest, dass über 80 Prozent der befragten LIS-Patienten nur gelegentlich, ja sogar nie deprimiert waren. Paradoxerweise antworteten von 755 Ärzten und Krankenpflegern fast 60 Prozent mit „Ja", als Bruno sie fragte, ob das Locked-In-Syndrom schlimmer sei, als im Koma zu liegen.

Die von Bruno gefundenen Ergebnisse sind kein Einzelfall. Sehen wir nun, wie es um die Zufriedenheit von blinden Menschen bestellt ist.

1978 hat Feinman das Glücksgefühl von 70 blinden Personen mit dem von Menschen ohne Augenprobleme verglichen (Feinman, 1978). Er konnte keinen signifikanten Unterschied zwischen den beiden Gruppen feststellen.

Und wie sieht es bei Patienten mit schwerer chronischer Niereninsuffizienz aus?

2005 haben Riis und Kollegen kleine Taschencomputer (PDA) an 49 Patienten ausgegeben, die unter Niereninsuffizienz litten und sich dreimal pro Woche zur Dialyse ins Krankenhaus begeben mussten (d. h. ihr Blut wird von einer Maschine gefiltert und danach in den Körper zurückgeführt) (Riis et al., 2005). 49 Kontrollpersonen, die hinsichtlich des Alters, des Geschlechts, der ethnischen Herkunft und des Bildungsgrades den Nierenpatienten entsprachen, wurden ebenfalls mit PDA ausgerüstet. Patienten und gesunde Versuchspersonen sollten eine Woche lang jedes Mal ihre Stimmungslage in den Computer eingeben, sobald dieser ein Signal gab (er klingelte alle 90 Minuten). Zudem wurden die Patienten gebeten, einzuschätzen, wie sich ein gesunder Mensch im Laufe der Woche durchschnittlich fühlt. Die gesunden Personen sollten die durchschnittliche Gemütsverfassung der Dialysepatienten beurteilen.

Auch in dieser Untersuchung konnte kein Unterschied zwischen den beiden Gruppen festgestellt werden, obwohl doch die Stimmung der Versuchsteilnehmer relativ umfassend ermittelt worden war (nur zur Erinnerung, alle 90 Minuten und das eine ganze Woche lang). Dagegen überschätzten sowohl die Patienten als auch die gesunden Teilnehmer die Bedeutung der Gesundheit, als sie die Gemütslage der jeweils anderen vorhersagen sollten. Die Patienten nahmen an, gesunde Menschen seien die ganze Woche über bestens gelaunt, und diese wiederum vermuteten, die Dialysepatienten müssten relativ niedergeschlagen sein.

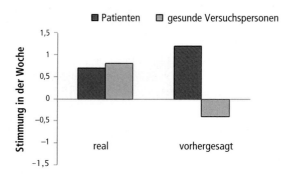

Warum sind wir alle, Kranke wie Gesunde, ja sogar die Ärzte davon überzeugt, dass die Gesundheit für unser Glück so unabdingbar ist, obwohl sie in Wirklichkeit doch nur einen recht begrenzten Einfluss ausübt (abgesehen von akuten Schmerzattacken natürlich)?

Weil wir bei der Vorhersage, wie glücklich wir oder andere in Zukunft sein werden, systematisch eine ganz grundlegende Fähigkeit des Menschen außer Acht lassen: seine Fähigkeit, sich an alles, oder fast alles, zu gewöhnen. Aber das ist eine andere Geschichte, und wir werden noch häufig Gelegenheit haben, darauf zurückzukommen…

23 Macht Schönheit glücklich?
Die Bedeutung der äußeren Erscheinung in der Stadt und auf dem Land

„Schön für den Sommer", „Sexy in vier Wochen", „Ganz objektiv: ein Traumkörper", „Diesem Po wird er nicht widerstehen!" … Ob vor Festtagen, nach Festtagen, zu Ferienbeginn oder nach dem Ende der Urlaubszeit … kurz das ganze Jahr über zeugen die Titelseiten der Zeitschriften von der unerschütterlichen Meinung in unseren Gesellschaften, dass Schönheit mit Glück einhergeht.

Aber sind Naomi, Angelina, Brad und Leo wirklich glücklicher als andere? Es ist zwar wissenschaftlich erwiesen, dass glückliche Menschen häufig attraktiver sind, aber trifft das Gegenteil auch zu?

Stendhal zufolge ist „Schönheit nur die Verheißung von Glück". Heute könnten ihm die Wissenschaftler entgegnen: „Nun, lieber Marie-Henri, das hängt davon ab, ob man in der Stadt oder auf dem Lande lebt."

Victoria Plaut, Professorin an der Universität von Georgia, hat 257 Frauen aus der Stadt und 330 vom Land befragt (Plaut et al., 2009). Diese Frauen sollten zum einen ihr Glück (wie zufrieden sie im Leben sind und wie häufig sie positive Gefühle haben) und zum anderen ihre Eingebundenheit in die Gesellschaft beurteilen (Art und Häufigkeit von Kontakten zu Freunden, Integration in ihrer Gemeinde). Um die Schönheit der Versuchsteilnehmerinnen zu beurteilen, maßen die

Wissenschaftler deren Taillen- und Hüftumfang und berechneten aus den Werten den Quotienten. Das Verhältnis von Taillen- zu Hüftumfang ist, wie in der Wissenschaft seit langem bekannt, einer der Schlüsselfaktoren für die weibliche Schönheit. Man dividiert den Umfang der Taille durch den der Hüfte, und je näher der erhaltene Wert bei 0,7 liegt (das absolute Idealmaß), umso attraktiver ist im Allgemeinen die Frau in den Augen der Männer (das Verhältnis von Taille und Hüfte ist angeblich ein Hinweis auf die Fruchtbarkeit, auf den Männer von Natur aus positiv reagieren (siehe hierzu auch Nicolas Guéguin, 2011).

Die Untersuchung ergab, dass die Schönheit bei Städterinnen direkt mit dem Glücksgefühl korrelierte. Die Frauen, deren Taillen-Hüftumfangsquotient sich dem Idealwert annäherte (schmale Taille, breite Hüften) waren durchschnittlich glücklicher als Frauen mit einer weniger vollkommenen Figur. Diese „Schönheiten" hatten auch einen größeren Freundeskreis und verfügten über ein solideres soziales Netz.

Auf dem Land dagegen zeigte sich weder ein Zusammenhang von Schönheit und Glück, noch von Schönheit und sozialer Integration: Schöne und weniger schöne Frauen bezeichneten sich als gleichermaßen zufrieden.

Aus diesen Analysen ging hervor, dass sich bei den Städterinnen der Zusammenhang von Schönheit und Glück durch die Art ihrer sozialen Beziehungen erklären ließ. Eine attraktive äußere Erscheinung führte dazu, dass diese Frauen durchschnittlich besser sozial integriert waren, und das wiederum steigerte ihre Zufriedenheit.

Die Forscher stellten also fest, dass die *sehr* schönen Frauen aus der Stadt glücklicher waren als die sehr schönen Frauen vom Land, aber die „normalen" Frauen fühlten sich zufriedener, wenn sie in einer ländlichen Umgebung lebten.

Warum ist es auf dem Land besser „hausbacken" zu sein und in der Stadt ein „flotter Feger"?

Das ist zunächst einmal eine Frage des Wettbewerbs. Die Stadt ist groß und bietet deshalb die Möglichkeit, sehr viele Menschen kennen zu lernen. Die jungen Herren können sich also erlauben, wählerischer zu sein als auf dem Land. Die Schönheit der Mädchen stellt für ihre Wahl ein wichtiges Kriterium dar. Den hübschen Frauen wird hier von vielen Seiten Aufmerksamkeit entgegengebracht (schließlich gibt es viele Männer in der Stadt), im ländlichen Bereich ist die Zahl der Bewerber dagegen wesentlich beschränkter.

Zweitens ist in Paris, London oder New York der gesellschaftliche Druck, immer „spitze" zu sein, erheblich größer als in Mückenloch, Unterschönmattenwag oder Kleinkleckersdorf. Auf dem Land können Sie viel einfacher Sie selbst sein: Niemand wird Sie schief angucken, wenn Sie in Hausschuhen zum Bäcker gehen.

Und schließlich kennen sich die Leute auf dem Land normalerweise seit langem; sie sind in dieselbe Grundschule gegangen, haben dieselbe weiterführende Schule besucht, und sie verkehren in den gleichen Freundeskreisen. Die äußere Erscheinung spielt für Freundschaften keine so große Rolle, denn schließlich ist man seit Kindertagen miteinander befreundet.

Auf eines sei jedoch hingewiesen. Die Schönheit beeinflusst zwar das Zufriedenheitsgefühl der Städterinnen, doch nur in recht geringem Ausmaß: Der Untersuchung zufolge war die Gesamtzufriedenheit der Versuchsteilnehmerinnen lediglich zu fünf Prozent durch ihr gutes Aussehen zu erklären. Ältere Untersuchungen von Diener, Wolsic und Fujita (1995) an Studenten bestätigen diese Beobachtung übrigens: Im Schnitt erklärt die Schönheit eines Menschen nur ein bis drei Prozent seines Glücksempfindens. Kein Grund zur Panik also, wenn Ihr Taillen-Hüftumfangsverhältnis eher dem von Miss Piggy nahekommt als dem von Barbie!

Abschließend können wir uns nun noch die Frage stellen, wie es denn bei den Männern mit dem Zusammenhang von Schönheit und Glück bestellt ist. Meines Wissens gibt es darüber noch keine spezifische Untersuchung. Es ist jedoch stark anzunehmen, dass die Verbindung von äußerem Erscheinungsbild und Zufriedenheit bei einem Mann nur sehr schwach ausgeprägt ist, wenn es sie denn überhaupt gibt. Denn aus zahlreichen Studien geht zwar hervor, dass es für Jungen eine sehr große Rolle spielt, wie gut eine Frau aussieht, Mädchen scheinen bei ihrer Wahl dagegen weniger Wert auf das Äußere des Mannes zu legen. Für sie zählen vielmehr das Auftreten und die gesellschaftliche Stellung ihres Partners.

24 Machen Kinder glücklich?
Das Paradox der Elternschaft

Fragt man die Menschen, was sie glücklich mache, so wird die Mehrheit antworten: „Meine Kinder."

Misst man allerdings den realen Zufriedenheitsgrad der Personen, die Kinder haben, ergibt sich ein ganz anderes Bild …

Kinder und Zufriedenheit in der Paarbeziehung

Beginnen wir damit, was die Forschung über den Einfluss von Kindern auf die Zufriedenheit in der Paarbeziehung sagt.

> In einer relativ neuen Studie haben Twenge, Campbell und Foster (2003) die Daten aus 97 Untersuchungen zu diesem Thema (für eine Gesamtstichprobe von fast 50 000 Personen) kombiniert, um festzustellen, ob Kinder für ein Paar das große Glück bedeuten. Ihre Analyse ergab, dass die Paare mit Kindern insgesamt weniger zufrieden waren als die kinderlosen. Außerdem ist eine negative Korrelation zwischen der Anzahl der Kinder und der Zufriedenheit in der Beziehung zu beobachten: Je mehr Kinder ein Paar hat, umso unbefriedigender ist sein Liebesleben. Die Mütter von Kleinkindern sind verglichen mit kinderlosen Frauen besonders unzufrieden. Von ihnen bezeichnen sich nur 38 Prozent als sehr zufrieden mit ihrer Paarbeziehung, bei den kinderlosen Frauen sind es dagegen 62 Prozent. Die gleiche negative Auswirkung der Elternschaft zeigt sich auch bei den Männern, und das unabhängig vom Alter der Kinder.

4 Das Glück: Mythen und Meinungen

Die nachfolgende Grafik, die auf den Arbeiten von Argyle (1999) beruht, verdeutlicht dieses Phänomen. Es handelt sich hier um eine graphische Synthese der Ergebnisse aus vier Studien über die Entwicklung der Zufriedenheit von verheirateten Paaren mit Kindern mit ihrem Liebesleben. Diese Studien belegen alle, dass die meisten Jungvermählten ihr Eheleben eher glücklich beginnen, dass aber ihre Zufriedenheit mit der Ankunft des ersten Kindes rasch abnimmt. Die Zufriedenheit der Eltern erreicht ihren Tiefpunkt, wenn die Kinder in die Pubertät eintreten. Ist der Nachwuchs später erst einmal aus dem Haus, steigt sie wieder auf ihr anfängliches Niveau an …

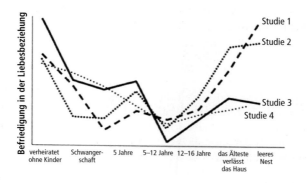

Demnach wäre also das „Empty-nest"-Syndrom, jene kurze depressive Phase, die Eltern durchmachen, nachdem ihre Kinder das traute Heim verlassen haben, eher eine Erfindung der Medien als eine wissenschaftlich belegte Tatsache. In Wirklichkeit ähneln viele Eltern vielmehr Sabine Azéma und André Dussollier in dem Film *Tanguy* und erleben einen zweiten Frühling, wenn ihre Brut endlich flügge geworden ist.

Zugegeben, Kinder tragen vielleicht nicht zu einer befriedigenden Paarbeziehung bei, doch wie sieht es mit dem Glück des Einzelnen aus?

Kinder und das Glück im Alltag

Was sind Ihre Lieblingsbeschäftigungen, die Sie ganz besonders glücklich machen? Wenn Sie mir jetzt antworten: „Zeit mit meinen Kindern verbringen" ... Bravo! Die herrlichen Augenblicke mit unseren kleinen blonden Lieblingen stehen tatsächlich ganz oben auf der Liste der Lieblingsbeschäftigungen (eine von 28 Wahlmöglichkeiten), gefolgt von Reisen und der mit Freunden verbrachten Zeit. Den Schluss bilden Einkäufe und Hausarbeit (Juster, 1985).

Doch auch hier entspricht die Realität anscheinend nicht dem, was behauptet wird ...

> Kahnemann und Mitarbeiter (2004) haben in einer Stichprobe von 904 texanischen Müttern gebeten, genau aufzuschreiben, was sie am Vortag alles getan hatten.
>
> Anschließend wurden die Teilnehmerinnen gebeten, sich in Gedanken in jede ihrer Tätigkeiten zurückzuversetzen und anzugeben, wie viel Freude sie dabei empfanden (Glück, Wärme, Vergnügen ...) bzw. wie unangenehm ihnen die Beschäftigung war (Frustration, Traurigkeit, Zorn, Angst ...). Die Bewertungen erfolgten jeweils auf einer Skala von 1 bis 6. Auf diese Weise konnte ein Gesamtindex für das Vergnügen berechnet werden (die Summe der positiven Empfindungen minus der Summe der negativen Gefühle).
>
> In der folgenden Tabelle sind die wichtigsten Tätigkeiten aufgelistet. Die Reihenfolge zeigt, wie viel Vergnügen sie unseren Müttern tatsächlich bereitet haben.

Entgegen allen Erwartungen hat es den Anschein, als bereite es uns mehr Vergnügen, fernzusehen, einzukaufen oder sogar die Kacheln im Badezimmer zu schrubben, als uns mit unseren Kindern zu beschäftigen. Diese Ergebnisse wurden übrigens durch zahlreiche von Ökonomen durchgeführte Studien bekräftigt. Kinder haben nur einen geringen Einfluss auf unser Glück ... einen geringen *negativen* Einfluss (siehe z. B. DiTella, MacCulloch & Oswald, 2003)!

4 Das Glück: Mythen und Meinungen

Tätigkeit	Vergnügen (Skala von 1–6)
Geschlechtsverkehr	4,70
Freunde treffen	4,20
Entspannen	3,91
Sport	3,81
Beten oder Meditieren	3,76
Essen	3,75
Fernsehen	3,61
Mittagsschlaf	3,27
Kochen	3,24
Einkaufen	3,21
Telefonieren	3,10
Computer/E-Mail/Internet	3,01
Hausarbeit	2,96
um die Kinder kümmern	**2,95**
Arbeiten	2,65
Weg zum Arbeitsplatz (Pendeln)	2,56

Schwer zu glauben?

Gewiss, wir lieben unsere Kinder. Wir zögern auch nicht, bei jeder Gelegenheit von ihnen zu erzählen, wir hören ihnen voller Zärtlichkeit zu, wenn sie uns ihre ganz persönliche Fassung von *Hänschen klein* auf der Blockflöte vorspielen (hat da gerade jemand „verhunzen" gesagt?), und wir hängen stolz ihre Krakeleien über unserem Schreibtisch auf. Warum aber stehen die wissenschaftlichen Daten in solch einem krassen Widerspruch zu unserer tiefen Überzeugung, dass unsere Kinder uns glücklich machen?

Dafür gibt es mindestens drei Gründe:

Der erste hat mit der Funktionsweise unseres Gedächtnisses zu tun (Abschnitt 3). Wenn Ihre Lieblingsfußballmannschaft dank eines außergewöhnlichen Spielzugs in der neunzigsten Minute doch noch den Sieg davonträgt, werden Sie höchstwahrscheinlich das gesamte Spiel als außergewöhnlich in Erinnerung behalten, und das, obwohl die übrigen 89 Minuten sterbenslangweilig waren … Wir erinnern uns vorwiegend an die intensivsten Augenblicke und nicht an die typischen. Wenn wir also gefragt werden, ob unsere Kinder uns glücklich machen, hängt unsere Antwort davon ab, welche Assoziationen uns zuerst in den Kopf kommen, etwa ihre ersten Schritte oder ihr erstes „Ich hab' dich lieb, Mama. Ich hab' dich lieb, Papa". Und dann antworten wir mit „Ja". Dabei verdrängen wir, wie oft in all den Jahren Tränen geflossen sind, wie häufig wir wiederholen mussten: „Nein, lass die Finger davon!" oder „Hab' ich es dir denn nicht gleich gesagt?". Solche Augenblicke sind in unserem Gedächtnis weniger präsent.

Zweitens ist es zweifellos richtig, dass uns unsere Kinder gelegentlich Augenblicke besonderer Freude bereiten, doch andererseits hindert uns das tägliche Sorgen für sie auch sehr oft daran, mit Freunden auszugehen, eigene Pläne zu verwirklichen oder mit unserem Partner Momente zärtlicher Zweisamkeit zu genießen. Das aber sind alles Dinge, die für unser Glück eine wichtige Rolle spielen.

Und drittens sind wir bereit, den Preis für etwas zu bezahlen, das uns glücklich macht (etwa eine gute Flasche Wein), aber umgekehrt stimmt die Aussage ebenso: Studien haben belegt, dass wir einen Wein als besser empfinden, wenn wir viel Geld dafür ausgegeben haben. Diese Schieflage bei der Beurteilung könnte eine Erklärung dafür sein, warum wir unsere Kinder für die wichtigste Quelle der Freude halten. Angesichts der erheblichen Kosten, die sie verursachen (vom ersten Windelwechseln bis hin zu ihren ersten Dummheiten in der Pubertät) könnte es nämlich sein, dass wir unsere Investitionen rationalisieren und deshalb zu der Überzeugung gelangen, das Glück, das sie uns bescheren, sei all die Ausgaben wert gewesen.

Fazit

Kinder bringen zwar viel mit sich, aber das Glück für die Eltern gehört aller Wahrscheinlichkeit nach nicht dazu. Doch bevor wir nun unsere Brut gleich auf dem nächsten Autobahnrastplatz aussetzen, sollten wir die Erkenntnisse der Forschung nicht ganz so dramatisch sehen.

In Wissenschaftskreisen wird die Frage der Elternschaft zurzeit intensiv debattiert. Manch einer vertritt die Ansicht, Kinder verursachten zwar kurzfristig Kosten, doch der langfristige Nutzen, den wir von ihnen haben (beispielsweise im Rentenalter), sei sehr viel größer. Andere kritisieren die angewandten Messmethoden. Sie halten es für schwierig, mittels eines Fragebogens die komplexen und wunderbaren Gefühle zu erfassen, die mit der Elternschaft einhergehen.

25 In welchem Alter ist man am glücklichsten?
Die Entwicklung des Glücks im Laufe des Lebens

In welchem Alter meinen Sie, den Höhepunkt Ihres Glücks zu erreichen bzw. erreicht zu haben? Mit 20 Jahren, in einem Alter, in dem man noch schön, unbeschwert und kerngesund ist? Mit 30, wenn die Familien- und Berufsplanung Gestalt annimmt? Mit 40 Jahren, wenn wir uns im Leben bequem eingerichtet haben? Nein, alles falsch! Die überwiegende Mehrheit der Studien über die Entwicklung des Glücks im Laufe des Lebens gelangt zu eindeutigen Schlussfolgerungen: Erst im Alter zwischen 65 und 85 Jahren sind wir mit unserem Leben am zufriedensten.

> Arthur Stone, Professor für Psychologie an der Universität von New York Stony Brook, hat die Daten aus einer Umfrage analysiert, die das Gallup Institut im Jahr 2008 durchgeführt hat (Stone et al., 2010). Bei dieser Befragung waren über 340 000 nach dem Zufallsprinzip aus dem Telefonbuch ausgewählte Amerikaner gebeten worden, verschiedene Fragen zu beantworten: etwa nach ihrem Alter, Geschlecht, ihren finanziellen Verhältnissen, ihrer Gesundheit usw. Außerdem wurden sie aufgefordert, auf einer zehnstufigen Skala anzugeben, wie zufrieden sie ganz allgemein im Leben waren.
>
> Eine gute Nachricht für all jene, die bereits das Rentenalter erreicht haben: Die Umfrage ergab, dass die Menschen den Höhepunkt ihrer Zufriedenheit mit 85 Jahren erleben! Die Entwicklung des Gefühls der allgemeinen Zufriedenheit folgt nämlich einer U-förmigen Kurve (siehe nachfolgende Abbildung). Die meisten jungen Erwachsenen beginnen ihr Leben relativ glücklich, doch mit der Zeit nimmt ihre Zufriedenheit immer mehr ab. Das Glück erreicht seinen Tiefpunkt mit ungefähr 50 Jahren, danach aber steigt es rasch wieder an. Die 85-Jährigen unter den Befragten waren durchschnittlich sogar zufriedener als die 18-Jährigen. Das Verhältnis von Alter und Glück ließ sich

außerdem nicht durch andere Varianten erklären (Kinder, die noch zu Hause leben oder bereits das Nest verlassen haben, Singles oder Ehepaare, Höhe des Einkommens …). Denn auch nachdem die Forscher diese Faktoren in ihren Berechnungen mit berücksichtigt hatten, blieb das Verhältnis von Alter und Glück im Wesentlichen unverändert (gepunktete Linie).

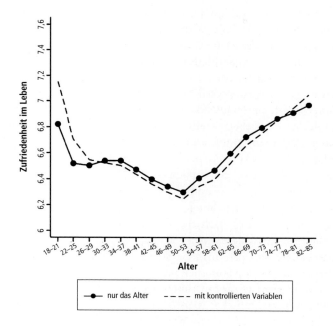

Bei der Analyse der emotionalen Zufriedenheit stellten die Forscher fest, dass der Stress im Laufe des Lebens stetig abnimmt; im Alter von 22 Jahren ist er am höchsten, mit 85 am niedrigsten (mit dem Alter werden wir gelassen). Auch der Ärger ging ab dem 18. Lebensjahr stetig zurück. Die Traurigkeit dagegen nahm im Laufe der Jahre zu und erreichte ihren Höhepunkt mit 50 Jahren, danach ging sie bis zum Alter von 73 Jahren allmählich wieder zurück. Die Kurven für das Vergnügen und das Glück ähnelten der für die Zufriedenheit im

Leben: Bis zum Alter von 50 Jahren war ein Rückgang festzustellen, danach erfolgte ein erneuter Anstieg.

Dieses Verhältnis zwischen Alter und Glück ist nicht nur in den USA zu beobachten. Eine internationale Studie, die der renommierte Ökonom David Blanchflower vom Dartmouth College in den Vereinigten Staaten und Andrew Oswald von der Universität Warwick in England durchgeführt haben, ergab, dass auch in 72 anderen Ländern – von Aserbaidschan bis Zimbabwe – die Entwicklung des Glücks im Leben einer U-förmigen Kurve folgt (Blanchflower & Oswald, 2008).

Dem Institut National de la Statistique et des Études Économiques (INSEE) zufolge fühlen sich die Franzosen im Alter von 65 bis 70 Jahren am glücklichsten (Afsa & Marcus, 2008). Etwa mit 47 Jahren erleben sie einen Einbruch, und erst zwanzig Jahre später versöhnen sie sich wirklich wieder mit dem Leben. Dieser seelische Tiefpunkt zwischen dem 40. und dem 50. Lebensjahr lässt sich übrigens nicht einfach als das Problem einer bestimmten Generation oder als konjunkturbedingt erklären. Denn ganz gleich, ob die Untersuchungen aus den 1970er oder 1980er Jahren stammten oder nach der Jahrtausendwende durchgeführt worden waren, zeigten die Daten, dass die Mittvierziger am unglücklichsten sind, unabhängig davon, ob sie nun 1930 oder 1960 auf die Welt gekommen waren.

Warum werden wir mit zunehmendem Alter glücklicher?

Die Wissenschaft hat hierfür noch keine endgültigen Erklärungen, verfolgt aber bestimmte Ansätze.

1. *Die Weisheit*: Haben wir erst einmal die Fünfzig überschritten, akzeptieren wir unsere Stärken und Schwächen leichter. Auch unsere Ambitionen gehen zurück.
2. *Die emotionale Intelligenz*: Die Fähigkeit, unsere Gefühle zu beherrschen und Situationen auf positive Weise neu zu bewerten, nimmt mit dem Alter zu.
3. *Der Wechsel in der Referenzgruppe*: Ältere Menschen vergleichen ihr Glück mit dem anderer Personen gleichen Alters.

Wenn sie sehen, dass es manchen Freunden gesundheitlich schlecht geht oder andere bereits verstorben sind, wird ihnen bewusst, wie wertvoll das Leben doch ist.

4. *Glück verlängert das Leben*: Glückliche Menschen leben länger (Abschnitt 13).

Das Glück stellt sich also mit dem Alter ein. Leider sind sich viele junge Menschen dessen nicht bewusst. Sie stellen sich das Alter fälschlicherweise als traurig und langweilig vor und wollen deshalb die Gegenwart so intensiv wie möglich genießen, das aber bleibt nicht ohne Auswirkungen auf die Gesundheit.

So haben beispielsweise Garry und Lohan (2009) die Daten von mehr als 1 000 Bürgern Nordirlands gesammelt, die älter als 15 Jahre alt waren. Es zeigte sich, dass die jungen Leute (sowohl Jungen als auch Mädchen) vorhersagten, das Glück nehme mit zunehmendem Alter ab. Bei den jungen Männern ging diese Überzeugung leider häufig mit Alkoholmissbrauch einher: Je niedriger sie den Zufriedenheitsgrad von 70-Jährigen einschätzten, umso eher tendierten sie dazu zu trinken.

Fazit

Alter wird häufig zu Unrecht mit Traurigkeit assoziiert. Aus den oben angeführten Studien geht jedoch hervor, dass die Wirklichkeit ganz anders aussieht: Mit 80 Jahren sind wir glücklicher als mit 20 oder 40 Jahren. Keine Angst also vor der demographischen Entwicklung (im Jahr 2040 wird die Zahl der 80-Jährigen im Vergleich zu heute um 233 Prozent gestiegen sein): In der Welt von morgen werden sich viele glückliche Greise tummeln!

26 Können wir voraussagen, was uns glücklich macht?
Erwartungen und Realität klaffen oft auseinander

Stellen Sie sich einmal vor, wie Sie sich fühlen würden, wenn Ihre Lieblingsfußballmannschaft Meister würde, wenn Sie endlich die Nachricht von der lang ersehnten Beförderung erhielten oder aber, wie es wäre, wenn Ihr Partner (Ihre Partnerin) Sie wegen eines (einer) Jüngeren verließe oder der Arzt Ihnen mitteilte, Sie wären schwer krank ... Sie glauben zu wissen, was Sie glücklich oder unglücklich machen würde? Das ist gar nicht so sicher! Dutzende von psychologischen Studien haben nämlich ergeben, dass wir uns sehr häufig täuschen, wenn wir uns vorstellen, wie wir uns zu einem späteren Zeitpunkt fühlen werden.

Bei der Vorhersage unserer zukünftigen Reaktionen begehen wir zwei Kardinalfehler. Wenn wir uns ein in der Zukunft liegendes Ereignis vorstellen, hängen die von uns vorhergesagten Emotionen einerseits vom *Inhalt* unserer Vorstellung ab (von der Art des in Gedanken simulierten Ereignisses) und andererseits von dem *Kontext*, in dem wir diese Voraussagen treffen (von der jeweiligen Situation, in der wir uns gerade befinden): Tritt das Ereignis dann wirklich ein, werden unsere realen Gefühle ebenfalls vom *Inhalt* (der Art des Ereignisses) und vom *Kontext* beeinflusst (von den übrigen Gegebenheiten der Situation).

Stellen Sie sich beispielsweise vor, Sie wollten sich heute mit einer Freundin in einem Café treffen und auf der Terrasse ein Stück von der Schokoladentorte essen, die Ihnen immer so gut schmeckt. Sie antizipieren diese Begegnung als ein sehr angenehmes Ereignis. Jetzt sind aber drei Konstellationen möglich:
1. Sie kommen in die Konditorei, die Sonne scheint und man serviert Ihnen auf der Terrasse Ihre Lieblingsschokoladentorte:

Das Ereignis ist genauso angenehm, wie Sie es sich vorgestellt haben (Abbildung a).
2. Sie kommen in die Konditorei, die Sonne scheint, aber die Schokoladentorte ist ausverkauft und es ist nur noch ein Stück trockener Pflaumenkuchen zu haben (und Sie sind nun wirklich kein Fan von Pflaumenkuchen): Das Ereignis ist nicht so angenehm, wie Sie es sich vorgestellt haben (Abbildung b).
3. Sie kommen in die Konditorei, es regnet und folglich serviert Ihnen der Kellner Ihre Torte nicht auf der Terrasse, sondern drinnen: Das Ereignis ist nicht so angenehm, wie Sie es sich vorgestellt haben (Abbildung c).

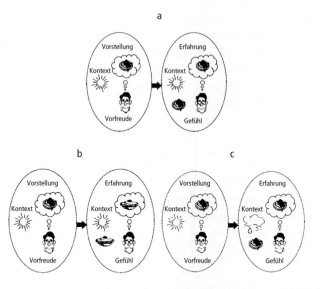

(Quelle: Gilbert, D. T. & Wilson, T. D. (2009) Why the brain talks to itself: Sources of error in emotional prediction. *Philosophical Transactions of the Royal Society B: Biological Sciences, 364,* 1335–1341.)

Das Problem bei unseren Vorstellungen davon, was uns glücklich oder unglücklich machen würde, besteht darin, dass die realen

Ereignisse (in unserem Beispiel die Torte) nur selten genau mit unseren Erwartungen übereinstimmen. Auch der Kontext, in dem wir etwas erleben (in diesem Beispiel die Sonne) ist häufig ein anderer.

Wir haben einige von vielen Laborexperimenten ausgewählt, die dies belegen.

Erwartung und Realität stimmen nicht überein

Frankreichs berühmteste Astrologin, Madame Soleil, möge mir verzeihen, aber wir können nicht direkt in die Zukunft *schauen*. Wenn wir uns ein zukünftiges Ereignis vorstellen, müssen wir deshalb auf Erinnerungsfragmente (Gesichter, Orte usw.) zurückgreifen und sie in unserem Kopf zu einem Bild neu zusammenstellen. Das Dumme dabei ist nur, dass unser Gedächtnis alles Andere als zuverlässig ist. Unsere Erinnerungen sind immer subjektiv eingefärbt, und das beeinflusst folglich auch unsere Erwartungen.

2005 haben Corey Morewedge, Daniel Gilbert und Timothy Wilson etwa 60 auf dem Bahnsteig eines Bahnhofs wartende Personen gefragt, wie sie sich fühlen würden, wenn sie den Zug verpassten (Morewedge et al., 2005). Zuvor sollten einige von ihnen sich an *irgendeinen* Fall erinnern, in dem sie schon einmal einen Zug versäumt hatten. Die anderen sollten sich überlegen, wann das Versäumen eines Zuges für sie *am schlimmsten* gewesen war. Es zeigte sich, dass diejenigen, die eine beliebige Erinnerung wachrufen sollten, an ein ebenso dramatisches Ereignis dachten wie die Versuchspersonen, die gebeten worden waren, sich ihre schlimmste Erinnerung zu vergegenwärtigen. Ganz augenscheinlich dachten die Probanden alle unmittelbar an ihre markantesten Erlebnisse (daran, wie es war, als sie damals den Zug verpassten und deshalb auch nicht mehr rechtzeitig zum Flughafen kamen) und nicht etwa an Fälle, wie sie sehr viel häufiger vorkommen (man erreicht den Zug nicht mehr, ohne dass dies unangenehme Folgen nach sich zieht).

Diese *Schieflage* bei der Erinnerung blieb nicht ohne Auswirkung auf die Projektionen auf die Zukunft: Da die Probanden sich in ihrer Erinnerung auf die einschneidendsten Ereignisse konzentriert hatten, sagten sie voraus, es wäre für sie jetzt äußerst unangenehm, den Zug zu verpassen. Diese Vorhersagen waren absolut übertrieben, vergleicht man sie damit, wie es ist, wenn man seinen Zug einmal versäumt.

Ein weiteres Manko unserer Fähigkeit, Ereignisse zu antizipieren, besteht darin, dass wir sie uns nie in ihrer Totalität vorstellen. Wenn ich Sie bäte, sich einen Besuch bei Ihrem Zahnarzt auszumalen, hätten Sie mit Sicherheit ganz klar den Bohrer und die Spritze vor Augen. Aber ganz gewiss würden Sie nicht daran denken, welche Zeitschriften im Wartezimmer auslägen oder welchen Witz Ihnen Ihr „Henker" erzählen würde. Doch solche Faktoren beeinflussen Ihre Gefühle ebenfalls.

Eine Untersuchung von Wilson und seinen Mitarbeitern (2000) bestätigt dieses Phänomen. Fußballfans sollten vorhersagen, wie sie sich am Tag nach dem Sieg oder der Niederlage ihrer Mannschaft im Spiel gegen den großen Rivalen fühlen würden. Ein Teil der Versuchspersonen wurde außerdem gebeten, möglichst minutiös aufzuschreiben, was genau an diesem Tag geschehen würde (Was würden sie tun? Wo würden sie sein? Mit wem? usw.). Die anderen sollten ganz einfach ihre Gefühle vorhersagen. Am Tag nach dem Spiel kontaktierten die Forscher alle Versuchsteilnehmer erneut, um deren tatsächlichen Gefühlszustand zu erfassen. Es zeigte sich, dass diejenigen, die lediglich ihre Emotionen voraussagen sollten, diese stark überschätzt hatten: Sie hatten geglaubt, im Fall eines Sieges völlig aus dem Häuschen zu sein und total verzweifelt, sollte ihre Mannschaft unterliegen. In Realität aber hielt sich ihre Zufriedenheit bzw. ihre Traurigkeit durchaus in Grenzen, denn andere Faktoren, die sie nicht vorausgesehen hatten (etwa eine Auseinandersetzung während der Arbeit, eine gute Nachricht, ein Abendessen mit Freunden) hatten ihre mit dem Spiel verbundenen Gefühle abgeschwächt. Bei denjenigen hingegen, die sich diesen Tag bis ins Einzelne vorstellen sollten, entsprach die Stimmung in etwa ihrer Vorhersage.

Und schließlich neigen wir offensichtlich dazu, unsere eigene Persönlichkeit außer Acht zu lassen, wenn wir uns vorstellen, wie wir auf zukünftige Ereignisse reagieren. Diese spielt aber eine ganz entscheidende Rolle bei unseren Reaktionen.

Einen Monat vor den amerikanischen Präsidentschaftswahlen von 2008 haben meine Kollegin Elizabeth Dunn und ich 250 Anhänger von Barack Obama gefragt, wie sie reagieren würden, sollte ihr Kandidat die Wahlen gewinnen (Quoidbach & Dunn, im Druck). Nach Obamas Sieg kontaktierten wir unsere Versuchspersonen erneut, um zu sehen, wie sie sich nun tatsächlich fühlten, und um sie zu bitten, einen Fragebogen zu ihrer Persönlichkeit auszufüllen. Zwischen den positiven Projektionen der optimistischen und fröhlichen Probanden und denen der eher pessimistischen und furchtsamen stellten wir keinerlei Unterschied fest: Unabhängig von ihrem Charakter hatten alle vorausgesagt, sie würden sich sehr freuen, wenn Obama gewänne. Doch am Tag nach dem Wahlsieg zeigte sich ein ganz anderes Bild. Die Optimisten schwebten im siebten Himmel, aber die Pessimisten waren nicht ganz so zufrieden. Die Versuchsteilnehmer mit positiver Lebenseinstellung hatten also ihre Freude unterschätzt, den Pessimisten hingegen war nicht bewusst gewesen, wie sehr sie dazu neigten, immer zu „nörgeln", und sie hatten deshalb ihre Freude stark überschätzt. Keiner von ihnen hatte vorhergesehen, wie sehr sich seine persönlichen Charakterzüge auf seine tatsächliche Reaktion auswirken würden.

Ein unterschiedlicher Kontext und die damit verbundenen Probleme

Einmal angenommen, Sie wären in der Lage, ein zukünftiges Ereignis ganz genau vorauszusehen. Könnten Sie dann Ihre Gefühle mit ebenso großer Sicherheit vorhersagen? Alles hängt davon ab, in welchem Kontext sich die Vorhersage und die reale Erfahrung jeweils abspielen. Beispiel: Sie kommen an einer Konditorei vorbei, sehen in der Auslage ein Schoko-Eclair und sagen sich: „Darauf hätte ich jetzt gerade Lust." Sie kaufen sich den

4 Das Glück: Mythen und Meinungen

Liebesknochen und verputzen ihn umgehend, und in der Tat ist das genau so angenehm, wie Sie es vorausgesagt haben. Wenn nun die Umstände der Vorhersage und die der realen Erfahrung unterschiedlich sind (Sie sehen das Schoko-Eclair, kaufen es, nehmen es mit nach Hause und essen es erst am folgenden Morgen), dann ist die Wahrscheinlichkeit groß, dass Ihre Gefühle zu Hause nicht mehr dieselben sind wie in der Konditorei vorausgesagt.

Das ist doch banal, meinen Sie? Und dennoch fällt es uns oft schwer, uns solche Banalitäten bewusst zu machen, wenn wir Entscheidungen treffen.

> Van Boven und Loewenstein (2003) beispielsweise sind in ein Fitnessstudio gegangen und haben die dort trainierenden Personen aufgefordert vorauszusagen, wie sie sich fühlen würden, wenn sie ohne etwas zu trinken oder zu essen nachts verloren im Wald umherirren müssten. Dabei interessierte es die Forscher vor allem, was die Sportler am schlimmsten fanden: nichts zu trinken oder nichts zu essen. Mit dieser Frage konfrontierten sie zum einen Personen, die gerade ihr Pensum auf dem Laufband absolviert hatten (und die folglich durstig waren), und zum anderen solche, die erst mit dem Training beginnen wollten (sie verspürten noch keinen Durst). Die Wissenschaftler stellten fest, dass 92 Prozent der durstigen Probanden lieber auf Nahrung verzichtet hätten als auf Wasser. Bei den „nicht Durstigen" betrug der Anteil dagegen nur 61 Prozent. Die Teilnehmer verwechselten also ihren aktuellen Durst mit dem antizipierten.

Solche unbewussten Faktoren bei der Projektion können zu Entscheidungen führen, die wir später bereuen. Wenn Sie es zum Beispiel machen wie ich und häufig mit leerem Magen einkaufen gehen, werden Sie sicherlich zuviele Lebensmittel (zudem häufig Dinge, die Ihnen eigentlich gar nicht schmecken) mit nach Hause bringen, die dann schließlich in Ihrem Kühlschrank verschimmeln.

In denselben Zusammenhang gehört auch das folgende Experiment:

1998 haben George Loewenstein und seine Kollegen Reisende auf dem Flughafen angesprochen und ihnen den Vorschlag gemacht, an einem kleinen Quiz teilzunehmen, in dem sie ihre Geografie-Kenntnisse beweisen konnten (Loewenstein et al., 1998). Als Belohnung durften sie wählen zwischen einem Schokoriegel und der Auflösung der Fragen.

Die Forscher beobachteten Folgendes:
1. Wenn die Teilnehmer ihre Belohnung vor der Beantwortung der Quizfragen auswählten (d. h. ohne vom Spielfieber gepackt zu sein, sozusagen noch unbeteiligt im *kalten* Zustand), entschied sich die Mehrheit für den Schokoriegel.
2. Sollten die Teilnehmer erst nach Beantwortung der Quizfragen entscheiden, welche Belohnung sie haben wollten (d. h., wenn durch das Spiel ihre Neugier geweckt war, sie also schon *heiß* gemacht worden waren), dann wollten die meisten lieber die richtigen Antworten erfahren.

Wenn wir noch *kalt* (d. h. in einem neutralen Zustand) sind, fällt es uns schwer, genau vorherzusagen, was wir im *heißen* Zustand bevorzugen würden. Und umgekehrt gilt das Gleiche: In einem emotionalen oder erregten Zustand können wir nur schlecht vorhersagen, was uns bei neutraler Stimmung lieber wäre! Genau wie die Teilnehmer an der Studie von Loewenstein, die sich *kalt* für den Schokoriegel entschieden, *heiß* gemacht aber sehr viel lieber die richtigen Antworten auf die Quizfragen erfahren wollten, stehen wir häufig vor dem Problem, Entscheidungen treffen zu müssen, die uns nicht wirklich glücklich machen.

Was sollten wir aus diesen Untersuchungen lernen?

Fast alle unsere Entscheidungen basieren auf Vorstellungen davon, wie wir uns vermutlich in unterschiedlichen Situationen fühlen werden. Ob Sie sich nun entschließen, eine neue Stellung anzunehmen, einen Wagen zu kaufen, eine(n) schöne(n) Unbekannte(n) in einer Bar anzusprechen, eine schmerzhafte Untersuchung vor sich herzuschieben oder die Scheidung einzureichen, Sie tun es im Wesentlichen deshalb, weil Sie meinen, Sie wären hinterher glücklicher oder unglücklicher. Ironischerweise sind solche gefühlsmäßigen Projektionen nur selten zutreffend. Sehr häufig überschätzen wir den Einfluss verschiedener Lebensumstände, aber manchmal unterschätzen wir sie auch oder liegen völlig falsch.

Die geschilderten Untersuchungen geben uns jedoch nützliche Hinweise darauf, wie wir unsere Entscheidungen im Alltag besser treffen können, und sie helfen uns, die Optionen zu wählen, die am besten zu unserem Glück beitragen. Es folgt nun eine kurze Liste von Fragen, die wir uns stellen sollten, bevor wir eine wichtige Entscheidung treffen.

1. Spielt bei meiner Vorstellung von einem Ereignis meine schlimmste oder schönste Erinnerung an ein ähnliches Geschehen eine Rolle?

Beispiel: Wenn ich mir vorstelle, wie ich mich fühlen würde, wenn ich mich von meinem Partner trennte, frage ich mich, ob meine Gefühle nicht in erster Linie durch jene schreckliche Erfahrung beeinflusst werden, die ich vor einiger Zeit erlebt habe, und ob nicht all die weniger dramatischen Trennungen unberücksichtigt bleiben.

2. Welche anderen wichtigen Dinge habe ich in dieser Situation nicht bedacht?

Beispiel: Wenn ich mir vorstelle, wie ich mich wohl am Steuer dieses neuen Sportwagens fühlen würde, habe ich dann auch berücksichtigt, wie furchtbar es wäre, wenn er mir gestohlen würde? Habe ich an all die Staus gedacht und daran, wie unbequem die Sitze sind, usw.?

3. Entspricht meine Entscheidung wirklich meiner Persönlichkeit?

Beispiel: Wenn ich von Natur aus ein fröhlicher Mensch bin, werde ich mich immer amüsieren, ganz gleich, wohin wir in den Ferien fahren. Es lohnt sich also nicht, mit meinen Freunden über das Urlaubsziel zu streiten.

4. Wie ist es augenblicklich um meinen physischen und psychischen Zustand bestellt?

Beispiel: Lässt mich das neue Projekt kalt oder macht es mich heiß? Inwieweit könnte das meine Gefühle unterschiedlich beeinflussen?

5
Die wahren Schlüssel zum Glück

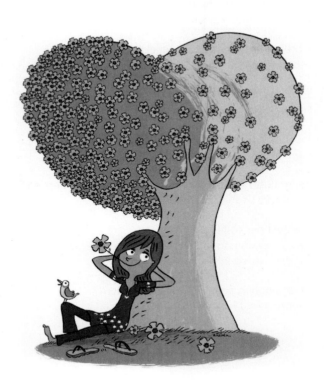

Inhaltsübersicht

27 Gibt es ein Glücks-Gen?
Optimismus, Depression und das 5-HTT-Gen 105

28 Macht das Leben zu zweit wirklich glücklich?
Die Ehe und das Glück 113

29 Haben Sie häufig genug Geschlechtsverkehr?
Geld, Sex und das Glück 116

30 Wie viele Freunde braucht der Mensch?
Glück und Freundschaft 118

31 Worüber unterhalten sich glückliche Menschen?
Gesprächsthemen und Glück 121

32 Wonach sollten wir streben?
Persönliche Ziele und Glück 122

33 Job, Karriere, Berufung?
Die Einstellung zur Arbeit und das Glück 124

34 Hängt unser Glück wirklich davon ab, wie wir denken?
Die Macht kognitiver Neubewertung 127

35 Die Qual der Wahl?
Zu viele Wahlmöglichkeiten wirken sich negativ
auf die Zufriedenheit aus 131

36 Ist es möglich, sein Gehirn zu verändern?
Neuroplastizität und Glück 136

27 Gibt es ein Glücks-Gen?
Optimismus, Depression und das 5-HTT-Gen

Sie kennen in Ihrer Umgebung sicherlich Personen, die für das Glück ganz besonders begabt zu sein scheinen. Axel ist von seiner Freundin verlassen worden, aber das ist nicht so schlimm, sie war eben nicht „die Richtige". Dimitri hat seine Arbeit verloren, was macht das schon? Jetzt hat er endlich Gelegenheit, seine große Australienreise anzutreten, von der er schon so lange träumt. Delphine ist die Handtasche gestohlen worden, aber sie sagt sich, der Dieb habe das Geld wahrscheinlich dringender gebraucht als sie …

Trotz aller erlittenen Schicksalsschläge neigt dieser Menschentyp unerschütterlich dazu, das Leben von seiner positiven Seite zu sehen.

Könnte es wohl sein, dass wir darauf programmiert sind, glücklich oder unglücklich zu sein? Ist Glück erblich, genauso wie die Augen- oder Haarfarbe?

Um diese Frage beantworten zu können, haben sich die Professoren David Lykken und Auke Tellegen von der Universität von Minnesota für das Glück von Zwillingspaaren interessiert (Lykken & Tellegen, 1996). In einem ersten Teil ihrer Untersuchung maßen sie den Glücksgrad von 647 Paaren eineiiger („echter") sowie von 733 Paaren zweieiiger Zwillinge (auch „falsche Zwillinge" genannt). Anschließend berechneten die Forscher, wie stark die Glückswerte der eineiigen Zwillinge (mit identischem Genom) miteinander korrelierten. Das Gleiche taten sie für die Gruppe der zweieiigen Zwillinge (mit unterschiedlichem Genom). Dann verglichen sie die Korrelationswerte miteinander. Es stellte sich heraus, dass die Angaben der eineiigen Zwillinge hinsichtlich ihres Zufriedenheitsgrades weitgehend übereinstimmten, wohingegen bei den zweieiigen Zwillingen nur ein schwacher Zusammenhang zwischen dem Glück des einen und dem des anderen zu beobachten war. Daraus, dass die „echten" Zwillinge einander ähnlicher sind als die „falschen", schlossen die Forscher, dass die festgestellte Übereinstimmung genetisch bedingt sein musste. Die Zwillinge beider Gruppen lebten nämlich in der jeweils gleichen Umgebung, so dass sich die beobachteten Unterschiede nur mit genetischen Faktoren erklären lassen.

In einem zweiten Teil ihrer Studie haben Lykken und Tellegen den Grad des Glücks von circa 100 Zwillingspaaren (eineiige und zweieiige) miteinander verglichen, die nach der Geburt getrennt worden waren. Wieder stellten sie fest, dass die echten Zwillinge statistisch gesehen denselben Grad an Zufriedenheit aufwiesen, selbst wenn sie in völlig unterschiedlichen Milieus aufgewachsen waren. Bei den falschen Zwillingen war das nicht der Fall. Bei ihnen konnte es erhebliche Unterschiede im Glück geben.

Diese Studie ist nicht die einzige. Zahlreiche andere Forschungsarbeiten bestätigen, wie wichtig genetische Faktoren für das Glück sind. Die Wissenschaftler sind sich zwar nicht alle darin einig, wie sehr unsere genetische Ausstattung unseren allgemeinen Grad der Zufriedenheit beeinflusst – die so genannte *Basis* – (manche meinen, es seien etwa 25 Prozent, andere vermuten, es müssten bis zu 80 Prozent sein), häufig hört man allerdings, **ungefähr 50 Prozent unseres allgemeinen Glücksempfindens seien in unserer DNA festgeschrieben.**

Man darf aber, das sei vorweg gesagt, das Glück und die Veranlagung dafür nicht miteinander verwechseln. Wenn jemand die *genetischen Anlagen besitzt,* so bedeutet das, *es besteht eine größere Wahrscheinlichkeit, dass sich bei ihm ein bestimmtes Merkmal ausbildet.* Ein Mensch, dessen Eltern fettleibig sind, muss deshalb nicht ebenfalls automatisch fettleibig werden – er wird es nur, wenn zu seinen genetischen Risikofaktoren noch Umwelteinflüsse hinzukommen, die die Fettleibigkeit begünstigen. Desgleichen sind Menschen, die „Glücks-Gene" in sich tragen, nicht zwangsläufig glücklich und umgekehrt. Manche Gene funktionieren nämlich wie Schalter, man muss sie erst anknipsen. Das gilt beispielsweise für das 5-HTTLPR-Gen, das sogenannte „Depressions-Gen", das die Wissenschaft zurzeit so sehr beschäftigt.

Die zwei Formen des 5-HTTLPR-Gens

Ein Gen ist vereinfacht ausgedrückt ein Stück der DNA, das alle Informationen enthält, um ein bestimmtes Protein zu bilden. Meistens enthält ein Gen eine kleine, *Promotor* genannte Sequenz, deren Aufgabe es ist, die Häufigkeit zu regulieren, mit der die im Gen enthaltene Information eingesetzt wird, um das entsprechende Protein zu produzieren. Anders ausgedrückt, hätten wir es mit einem Kochrezept zu tun, so könnten Sie anhand des Promotors sehen, ob die Mengenangaben für zwei, vier oder zwölf Gäste berechnet sind.

Immer mehr Forschungen haben ergeben, dass der Promotor des 5-HTT-Gens, das für den Transport des Serotonins verantwortlich ist, möglicherweise eine entscheidende Rolle für das Glück spielt. Serotonin ist ein Neurotransmitter, der an der Regulierung der Stimmungslage beteiligt ist, und sein Transportgen (5-HTT) hilft, die Serotoninkonzentration im Gehirn zu bestimmen (viele Antidepressiva gleichen einen Serotoninmangel aus).

Der Promotor des 5-HTT-Gens (er trägt die Bezeichnung 5-HTTLPR) tritt in der Bevölkerung in zwei Formen (oder *Allels*) auf: einer langen (L) und einer kurzen (S). Die lange Version ermöglicht eine höhere Produktion des 5-HTT-Proteins: Irgendwie ist es ein wenig so, als stünden die Menschen, die diese Variante in sich tragen, von Natur aus ihr ganzes Leben lang unter dem Einfluss von Antidepressiva. Wir alle besitzen bekanntlich zwei Kopien von jedem Gen, eine von unserer Mutter und eine von unserem Vater. Folglich gibt es drei Kombinationsmöglichkeiten: Wir können zwei kurze Versionen des Promotors

5-HTTLPR erhalten haben (SS), zwei lange (LL) oder sowohl eine kurze als auch eine lange (SL).

2003 haben Professor Caspi und seine Mitarbeiter vom King's College in London eine bahnbrechende Studie über den Zusammenhang von Stress, dem 5-HTT-Gen und Depressionen veröffentlicht. Diese Studie gilt als eine der größten Entdeckungen des Jahrzehnts (Caspi et al., 2003).

Das Team um Caspi wollte sehen, in welchem Maß schwierige oder Stress auslösende Ereignisse im Leben, wie Liebeskummer, der Verlust des Arbeitsplatzes, eine Fehlgeburt, Krankheit oder Trauer zu einer Depression führen können. Zu dem Zweck haben sie bei 847 jungen Neuseeländern im Alter von 26 Jahren, deren Entwicklung von Kindheit an verfolgt worden war, zum einen ermittelt, wie viele erschütternde Erfahrungen sie in den zurückliegenden fünf Jahren in ihrem Leben gemacht hatten (seit dem 21. Lebensjahr), und zum anderen, wie stark die jungen Leute unter Depressionen litten.

Es hat die Forscher keineswegs überrascht, dass zwischen der Anzahl der Traumata und der Depression ein Zusammenhang zu finden war; je häufiger die Versuchsteilnehmer in den vergangenen fünf Jahren negative Erfahrungen gemacht hatten, umso höher lag die Wahrscheinlichkeit, dass sie an einer Depression erkrankten. Doch diese Wahrscheinlichkeit war nicht für alle gleich hoch, und genau das ist das Interessante an dieser Studie. Diejenigen unter ihnen, die Träger der langen Version des 5-HTTLPR-Gens waren (LL), wiesen einen relativ niedrigen Grad an Depression auf, unabhängig davon, wie häufig sie mit traumatischen Erlebnissen konfrontiert worden waren. Dagegen zeigte sich bei denjenigen, die ein oder zwei kurze Allels des Gens in sich trugen (SL oder SS) eine sehr viel stärkere Relation zwischen den Stress auslösenden Ereignissen und der Depression. Nur 17 Prozent der jungen Leute, die Träger der LL-Variante des Gens waren und mehr als drei schwere Schicksalsschläge hatten bewältigen müssen, waren an einer Depression erkrankt. Bei den anderen, jenen, die entweder die Version SL oder SS in sich trugen, lag der Prozentsatz fast doppelt so hoch (33 Prozent).

Der gleiche Schutzeffekt der langen Allels zeigte sich übrigens auch bei Traumata, die aus der Kindheit stammten. Diejenigen unter den

Teilnehmern mit der SS-Variante, die als Kinder misshandelt worden waren, litten als Erwachsene sehr viel häufiger unter Depressionen (63 Prozent). In der LL-Gruppe hingegen lag der Anteil nur bei 30 Prozent, unabhängig davon, ob die Probanden in der Kindheit Misshandlungen ausgesetzt waren oder nicht.

Dennoch sollte darauf hingewiesen werden, dass die Wahrscheinlichkeit, an einer Depression zu erkranken, für alle Teilnehmer, die keine bedeutenden Erschütterungen erlebt hatten, absolut gleich hoch war, unabhängig von der Länge ihres 5-HTTLPR-Promotors. Es ist also die Verbindung von kurzen Allels *und* wiederholten Schicksalsschlägen, die eine Depression fördert, und nicht nur die Tatsache, Träger kurzer Allels zu sein.

Mit anderen Worten, die Gene lösen die Depression nicht aus, aber sie senken die Schwelle für den Ausbruch der Krankheit. Bei Untersuchungen mit der funktionellen Magnetresonanztomographie (fMRT) hat sich nämlich Folgendes gezeigt: Werden Träger des kurzen Allels des 5-HTTLPR-Gens (SL oder SS) mit traurigen oder Angst auslösenden Situationen konfrontiert, dann wird ihre Amygdala, das wichtige Zentrum in unserem Gehirn für die Steuerung unserer Emotionen, rascher und stärker aktiviert als bei Personen, die lange Allels in sich tragen (LL) (siehe auch Furman et al., im Druck).

Genetisch bedingter Optimismus?

Nicht nur bei der Depression spielt das Transportgen 5-HTTLPR eine Rolle. Forscher von der Universität Essex (Großbritannien) wollten unter der Leitung von Elaine Fox herausfinden, ob sich die verschiedenen Versionen des Serotonin-Transport-Gens auch darauf auswirken, wie Menschen auf positive oder negative Dinge in ihrer Umgebung reagieren (Fox et al., 2009).

97 freiwillige Versuchspersonen wurden zunächst daraufhin untersucht, welche Allel-Version des 5-HTTLPR-Gens sie in sich trugen. Anschließend bat man sie, im Labor an einem kleinen Versuch zur Entscheidungsfindung teilzunehmen (siehe Abbildung). Die Versuchspersonen sollten auf einen Computerbildschirm schauen und so rasch wie möglich (durch Knopfdruck) entscheiden, ob das Symbol „:" auf der linken oder der rechten Bildschirmseite erschien. Kurz bevor das Symbol auftauchte, wurden für eine halbe Sekunde zwei Fotos eingeblendet (eines links, das andere rechts). Sie zeigten entweder negative Dinge (von denen man annahm, sie würden Angst, Zorn oder Stress auslösen, wie Bilder von Spinnen oder Gewalttaten) oder positive Darstellungen (z. B. fröhlich balgende Hundewelpen, erotische Szenen usw.) bzw. etwas ganz Neutrales (wie etwa eine Tasse Kaffee, eine Lampe, einen Heizkörper …). Die eingeblendeten Fotos stammten jeweils aus zwei unterschiedlichen Kategorien. Insgesamt bekamen die Probanden 320 Diapositive zu sehen, und dabei wurde jedes Mal registriert, wie schnell sie ihre Entscheidung fällten.

Es stellte sich heraus, dass die Reaktionszeiten der Teilnehmer mit der LL-Version kürzer ausfielen (sie entschieden schneller, ob der Doppelpunkt „:" links oder rechts erschienen war), wenn zuvor ein positives Bild auf derselben Seite eingeblendet worden war wie das Symbol. Dagegen reagierten sie langsamer, wenn auf der Seite des „:" zuvor ein negatives Bild zu sehen war. Anders ausgedrückt, ihre Aufmerksamkeit wurde ganz automatisch von dem Positiven angezogen.

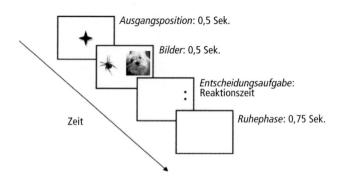

Bei den übrigen Teilnehmern, den Trägern einer kurzen Form des Gens, war dagegen keine besondere Präferenz festzustellen. Sie reagierten bei positiven und negativen Einblendungen *im Schnitt* gleich schnell.

Die langen Allels bewirken demnach eine „schützende" Verzerrung in der Wahrnehmung, die es ihren Trägern möglich macht, ihre Aufmerksamkeit leichter auf die positiven Dinge in ihrer Umgebung zu lenken (z. B. das halb volle Glas). Interessant ist aber auch, dass die Träger der LL-Version zwar einerseits optimistischer sind, dass die für sie typische positiv verzerrte Wahrnehmung ihnen aber nicht immer zum Vorteil gereicht. Aus einigen Untersuchungen geht nämlich hervor, dass sie bei Geldgeschäften eher bereit sind, höhere Risiken einzugehen.

Genetische Unterschiede von Land zu Land?

Eine von englischen und brasilianischen Wissenschaftlern durchgeführte Untersuchung legt die Vermutung nahe, dass manche Völker im Vergleich zu anderen genetisch bevorzugt sind.

Nishimura und Kollegen haben die Verteilung der Genotypen LL, SL und SS innerhalb einer Stichprobe von 197 gesunden Brasilianern mit der in der Gruppe der 97 englischen Versuchsteilnehmer aus der oben erwähnten Studie von Elaine Fox verglichen (Nishimura et al., 2009). Sie fanden heraus, dass zwischen den beiden Gruppen ein signifikanter Unterschied in der Verteilung der unterschiedlichen Formen des Serotonin-Transport-Gens bestand. Nur 16,2 Prozent der Brasilianer waren Träger der Variante SS, 44,2 Prozent besaßen die Form SL und 39,6 Prozent die Kombination LL. Bei den Engländern tauchte die Variante SS bei 37 Prozent auf, 46,4 Prozent waren Träger der Kombination SL und nur bei 16,5 Prozent fand sich die Variante LL. In Brasilien gab es also doppelt so viele Träger der „guten" Version des Gens. Vielleicht ist das ja die Erklärung dafür, warum die Südamerikaner so glücklich sind .... (siehe Abschnitt 8).

Eine Vielzahl an Genen

Das 5-HTTLPR-Gen ist nicht das einzige Gen, das für die Unterschiede im Glück verantwortlich ist. Mehrere andere Gene spielen ebenfalls eine wichtige Rolle für unsere Stimmungslage, etwa das DRD4-Gen, das die Kodierung für die Herstellung von Rezeptoren enthält, die die Übertragung des Botenstoffes Dopamin zwischen den Gehirnzellen erleichtern, oder das COMT-Gen, das an der Funktion des präfrontalen Cortex und somit an der Regulierung unserer Emotionen beteiligt ist. Zudem beeinflussen zahlreiche Gene, die mit der Persönlichkeit des Einzelnen verbunden sind, unser Glücksempfinden. Wer seiner genetischen Anlage nach eher extrovertiert ist, hat in dieser Hinsicht einen kleinen Vorteil, denn extrovertierte Menschen sind im Durchschnitt ein wenig glücklicher als introvertierte. Doch unter den circa 30 000 Genen, die das menschliche Genom ausmachen, gibt es viele, die für unser Glück mitverantwortlich sind und die wir noch gar nicht entdeckt haben.

Fazit

Auch wenn manch einer es nicht wahrhaben will, Vererbung und Gene spielen eine wichtige Rolle für das Glück des Einzelnen und erklären es immerhin zu 50 Prozent. Doch wie aus der Forschung über das 5-HTTLPR-Gen hervorgeht, stehen die Gene in ständiger Interaktion mit der Umwelt. Die Tatsache, dass Sie Träger der berüchtigten kurzen Allels sind (der Kombination SS), heißt absolut noch nicht, dass diese genetische Schwachstelle irgendwann in Ihrem Leben auch zum Tragen kommt. Die neuseeländischen Versuchsteilnehmer, die das „schlechte" Transportgen 5-HTTLPR in sich trugen, aber keine besonders belastenden Situationen erlebt hatten, fühlten sich ebenso wohl wie die Träger der „guten" Variante des Gens. Außerdem können wir, genau wie wir auf unsere Figur Einfluss nehmen oder die natürlichen Grenzen unserer körperlichen Leistungsfähigkeit durch entsprechendes Training steigern können, auch unsere Befähigung zum Glücklichsein stärken. Und selbst wenn eine Hälfte des Glücks genetisch bedingt ist, so heißt das schließlich auch, dass die andere Hälfte es nicht ist!

Außerdem sei noch auf eine neuere Studie von Taylor und Mitarbeitern (2006) hingewiesen. Sie konnten zeigen, dass die Träger der kurzen Allels unter ihren Probanden, die das Glück hatten, in einer liebevollen und anregenden Umgebung aufzuwachsen, weniger gefährdet waren, an einer Depression zu erkranken, als die Träger der langen Allels.

Ganz gleich, wie Ihre genetischen Anlagen auch aussehen, sie stellen kein Gefängnis dar. Zu einem großen Teil können wir nämlich kontrollieren, ob unsere Gene zum Tragen kommen oder nicht. Außerdem werden wir in den folgenden Abschnitten noch sehen, dass es uns tatsächlich möglich ist, unser Gehirn zu verändern (siehe Abschnitt 36 über die Formbarkeit des Gehirns und Kapitel 6 „Das Glück in der Praxis").

28 Macht das Leben zu zweit wirklich glücklich?
Die Ehe und das Glück

Love, love, love ... all you need is love! Ein erfülltes Liebesleben ist ein wesentlicher Bestandteil des Glücks.

Und was sagt nun die Wissenschaft über das Glück und die Zweierbeziehung?

Stack und Eshleman (1998) haben die Angaben von 18 000 Erwachsenen (Singles, Verheirateten und in nichtehelicher Partnerschaft lebenden Personen) aus 17 Ländern (darunter Frankreich, Belgien, Schweiz, Kanada) über ihr Glück analysiert. Es überraschte nicht, dass sich in 16 von 17 Ländern die verheirateten Personen als glücklicher bezeichneten als die Alleinstehenden. Nur in Irland fiel das Ergebnis anders aus. Das gilt offensichtlich für Männer und Frauen gleichermaßen. Überraschender ist vielleicht, dass anscheinend die Ehe an sich etwas mit der Zufriedenheit zu tun hat. Die Ehe wirkt sich nämlich auf das Glück 3,4-mal so stark aus wie das Zusammenleben in einer nichtehelichen Partnerschaft. Aber diese ist allemal dem Single-Dasein vorzuziehen.

Die Ehe besitzt also offensichtlich etwas Magisches ... Diese Ergebnisse haben ganz besonders in den Vereinigten Staaten für Aufsehen gesorgt, wo zahlreiche religiöse Organisationen und andere puritanische Bewegungen die Gelegenheit ergriffen, um die Bedeutung der traditionellen Werte zu betonen.

Diese Schlussfolgerungen wurden aber – zu Recht – heftig kritisiert. Denn sie lassen unberücksichtigt, dass glückliche Menschen sich mit größerer Wahrscheinlichkeit für die Ehe entschließen als für eine nichteheliche Partnerschaft. Die Unterschiede im Glück zwischen Verheirateten und Nichtverheirateten könnten also auch bereits vorher bestanden haben.

Glücklicher ja, aber für wie lange?

Wie so viele andere scheint auch diese Untersuchung zu belegen, dass ein gemeinsames Nest glücklicher macht als eine Junggesellenwohnung. Aber für wie lange? Wie wir gesehen haben, gewöhnt sich der Mensch rasch an alles, ganz besonders an das Bessere. Ganz gleich in welcher Situation, wir kommen meistens auf unsere Ausgangsposition zurück, d. h. auf den Zufriedenheitsgrad, der uns von Natur aus mitgegeben ist (Abschnitt 27).

In einer Wiederholungsbefragung wurde über einen Zeitraum von 15 Jahren hinweg die Zufriedenheit im Leben von 24 000 Deutschen

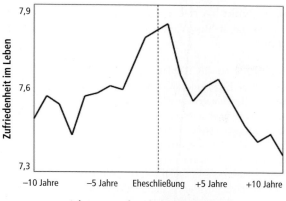

erfasst. Lucas, Clark, Georgellis und Diener (2003) konnten aufzeigen, dass die Ehe ungefähr zwei Jahre lang für mehr Zufriedenheit sorgt. Danach fallen die meisten Menschen auf ihr Ausgangsniveau zurück. Die Ehe wirkt sich demnach nur vorübergehend auf das Glück aus. Diese Aussage muss allerdings relativiert werden. Die hier vorliegenden Werte sind nur Mittelwerte. Betrachtet man die Ergebnisse im Einzelnen, so ist eine große Variabilität zu beobachten: Für manch einen verpuffen die Freuden des Lebens zu zweit bereits nach wenigen Monaten, für andere hingegen kann die Ehe eine wichtige Quelle für ein dauerhaftes Glück sein …

Worin besteht nun das Geheimnis der glücklichen Ehepaare? Die Wissenschaftler nennen häufig drei wesentliche Faktoren: Erstens, in der Kommunikation wird jeder Vorwurf durch mindestens fünf Bezeugungen der Zuneigung ausgeglichen (siehe Abschnitt 5); zweitens, die Partner bekunden deutlich ihr Interesse und ihre Freude, wenn ihre bessere Hälfte etwas Positives erlebt (siehe Abschnitt 48); und drittens, beide Partner unternehmen regelmäßig gemeinsam etwas Neues und Anregendes. Vor allem mit diesem letzten Punkt hat sich das Team um Professor Arthur Aron von der Universität New York im Laborversuch beschäftigt (Aron et al., 2000).

Die Forscher ließen 28 Teilnehmerpaare entweder eine für sie neue und spannende Tätigkeit ausüben (die Partner mussten einen Hindernis-Parcours durchlaufen, wobei sie an den Knöcheln zusammengebunden waren) oder aber etwas Alltägliches tun (Spazierengehen). Danach wurde gemessen, wie viel liebevolle Zuneigung sie füreinander empfanden. Es war festzustellen, dass die Zuneigung signifikant anstieg, wenn die Teilnehmer etwas Anregendes unternommen hatten. Nach einer eher gewohnheitsmäßigen Betätigung blieb sie dagegen unverändert. Sieben Minuten „Fun" reichten aus, um die Zufriedenheit des Paares insgesamt zu steigern.

29 Haben Sie häufig genug Geschlechtsverkehr?
Geld, Sex und das Glück

Eine gute Nachricht für all jene, in deren Schlafzimmer mehr Bewegung herrscht als auf ihrem Bankkonto: Forschungen belegen, dass Sex für das Glück viel wichtiger ist als Geld!

Im Jahr 2004 haben die Ökonomen David Blanchflower und Andrew Oswald versucht, den Zusammenhang von Geld, Sex und Glück zu entschlüsseln (Blanchflower & Oswald, 2004). Sie werteten die Ergebnisse einer an mehr als 16 000 Personen durchgeführten Umfrage aus und fanden heraus, dass Sex bei der Berechnung des Glücks eine sehr große Rolle spielt. Wenn wir nicht nur einmal im Monat Geschlechtsverkehr haben, sondern die Häufigkeit auf einmal wöchentlich steigern, wirkt sich das auf unsere Zufriedenheit ebenso positiv aus wie eine Gehaltserhöhung von 50 000 Dollar im Jahr.

Hier nun ganz kurz einige weitere Ergebnisse dieser Studie:

1. Der Durchschnittsamerikaner hat zwei- bis dreimal monatlich Geschlechtsverkehr. Bei den unter 40-Jährigen erhöht sich die Frequenz auf einmal wöchentlich. Ungefähr 7 Prozent der Bevölkerung geben an, im zurückliegenden Jahr mindestens viermal pro Woche sexuelle Beziehungen gehabt zu haben, und 18 Prozent sagen, sie hätten keinen Verkehr gehabt.
2. Die Glücklichsten unter den Befragten waren ganz allgemein diejenigen, die am häufigsten Geschlechtsverkehr hatten, und bei den Verheirateten herrschte durchschnittlich 30 Prozent mehr Bewegung „unter der Bettdecke" als bei den Singles.
3. Als ideal für das Glück (d. h. die Konstellation, in der die Menschen durchschnittlich am zufriedensten waren) erwies es sich, häufig Geschlechtsverkehr zu haben, aber das vorzugsweise mit ein und demselben und nicht mit wechselnden Partnern.
4. Entgegen der weit verbreiteten Annahme bedeutet mehr Geld nicht auch zwangsläufig mehr Sex: Reiche hatten nicht häufiger sexuelle Beziehungen als weniger Reiche.

Sex hilft auch bei der Stressbewältigung.

2006 hat Stuart Brody von der Universität Paisley in Schottland 46 freiwillige Probanden (24 Frauen und 22 Männer) 14 Tage lang in einem Tagebuch festhalten lassen, wie häufig sie sexuelle Beziehungen hatten und welcher Art diese waren (Selbstbefriedigung, Petting, Geschlechtsverkehr …) (Brody 2006). Anschließend ließ der Professor seine Versuchspersonen zu sich ins Labor kommen und forderte sie auf, vor einer Gruppe ihnen unbekannter Zuhörer aus dem Stegreif einen Vortrag zu halten. Sie sollten zehn Minuten lang vor einem nicht besonders wohlwollenden Publikum über ein Thema ihrer Wahl sprechen. Ziel dieser Aufgabe war es, die Probanden unter Stress zu setzen. Nach dem Vortrag wurde der Blutdruck der Versuchspersonen gemessen. Brody stellte fest, dass die Teilnehmer, die in den zurückliegenden zwei Wochen Geschlechtsverkehr gehabt hatten, einen niedrigeren Blutdruck aufwiesen als jene, die keine sexuellen Beziehungen gehabt hatten. Außerdem zeigten sich die Vorteile des Sex nur, wenn es zum

Geschlechtsverkehr gekommen war. Die anderen Formen der Sexualität (Selbstbefriedigung, Beziehungen ohne Geschlechtsverkehr) standen dagegen in keinerlei Zusammenhang mit der entspannten Haltung, mit der die Probanden in der Öffentlichkeit das Wort ergriffen.

Ein aktives Sexualleben ist – wie man sich denken kann – also ein wichtiger Bestandteil des Glücks. Anhand der oben geschilderten Arbeiten ist allerdings schwer zu entscheiden, ob die Menschen glücklicher oder weniger anfällig für Stress sind, weil sie häufiger mit ihrem Partner schlafen, oder ob sie das tun, weil sie glücklicher sind als andere. Auch wenn es nur wenige experimentelle Studien zu dieser Frage gibt, besteht Grund zu der Annahme, dass beides wohl zutrifft.

30 Wie viele Freunde braucht der Mensch, um glücklich zu sein?
Glück und Freundschaft

Wer schon einmal allein in einem Restaurant gesessen hat oder zu einer Gesellschaft eingeladen war, auf der niemand ein Wort mit ihm gewechselt hat, weiß: Ohne Freunde ist es schwer, glücklich zu sein. Der Mensch ist nun einmal ein soziales Wesen, und das Bedürfnis, dazuzugehören, ist in unserer Natur zutiefst verankert: Bei der Mammutjagd sind acht Arme eben besser als nur zwei …

Deshalb belegt die Forschung, dass für die Freundschaft das Gleiche gilt wie für die Liebesbeziehung: Sie ist für unser Glück außerordentlich wichtig. Professor Oswald hat berechnet, wie viel Geld wir theoretisch in jedem Monat mehr verdienen müssten, um die Tatsache auszugleichen, keine Freunde zu besitzen. Seine Antwort: 6 000 Euro! (Siehe Blanchflower & Oswald, 2004.)

Aber gibt es eine optimale Anzahl an Freunden, um glücklich zu sein? Richard Tunney von der Universität Nottingham wollte überprüfen, ob es stimmt, dass die Zahl unserer Freunde eine wichtige Rolle für unser Glück spielt (Tunney, 2008), oder wie man in Frankreich sagt: „Plus on est de fous, plus on rit" (zu Deutsch: In Gesellschaft lacht es sich am besten).

Mehr als 1760 Engländer wurden zu ihren Freundschaften (Anzahl, Alter, Qualität …) und zu ihrer allgemeinen Zufriedenheit im Leben befragt. Tunney stellte fest, dass nur 40 Prozent derjenigen, die weniger als fünf Freunde hatten, sich als glücklich bezeichneten. Bei denen mit fünf bis zehn Freunden stieg der Anteil auf 50 Prozent, von jenen, die mehr als zehn Freunde ihr eigen nannten, waren es noch mehr, nämlich 55 Prozent, d. h. mehr als jeder Zweite. Im Allgemeinen besaßen die Personen, die von sich sagten, sie seien „äußerst zufrieden" mit ihrem Leben, doppelt so viele Freunde wie diejenigen, die angaben, „äußerst unzufrieden" zu sein. Die Studie zeigte aber auch, dass es keinen Einfluss auf die Zufriedenheit hat, wenn zu zehn bereits existierenden Freunden noch weitere hinzukommen. Zudem ist Freundschaft offensichtlich keine Frage der Quantität: Die Qualität der Beziehung zählt ebenfalls. Und was das betrifft, ist es anscheinend besser, seine alten Freundschaften zu pflegen als neue zu schließen. Die Probanden maßen ihren alten Freunden auf der Waagschale des Glücks mehr Gewicht zu als ihren neuen Bekanntschaften.

Beruf und Freundschaft, passt das zusammen?

Ja, ja, ja und noch einmal ja! Einer Umfrage des Gallup Instituts zufolge, bei der in 112 verschiedenen Ländern über fünf Millionen Arbeitnehmer im Alter von 35 Jahren und darüber befragt wurden, spielt die Freundschaft eine ganz entscheidende Rolle für die Zufriedenheit und die Produktivität der Beschäftigten (Rath, 2006).

Paradoxerweise meint ein Drittel der in der Umfrage interviewten Personalchefs und Vorgesetzten, ein vertraulicher Umgang der Angestellten untereinander führe zu Konflikten und zu einem Mangel an Respekt. Die Unternehmen befürchten anscheinend, Angestellte, die sich gut verstehen, würden ihre Zeit damit verbringen, sich über ihren Chef zu beklagen. Nur jeder fünfte Arbeitnehmer arbeitet in einem Betrieb, der freundschaftliche Beziehungen am Arbeitsplatz fördert. Und nur 30 Prozent der Befragten gaben an, in ihrem beruflichen Umfeld einen besten Freund zu haben.

Die Ergebnisse der Studie zeigen jedoch, dass ein Arbeitnehmer *siebenmal* motivierter bei der Arbeit ist, wenn ihn mit einem Kollegen oder einer Kollegin eine enge Freundschaft verbindet. Solche Mitarbeiter erweisen sich auch als produktiver, haben seltener Arbeitsunfälle und pflegen ein besseres Verhältnis zur Kundschaft. Auch ist die Wahrscheinlichkeit höher, dass sie dem Unternehmen mit ihren Ideen nützen. Das entspricht alles nicht der Vorstellung von den Arbeitskollegen, die stets nur vor dem Kaffeeautomaten „herumhängen".

Deshalb schaden sich die Unternehmen letztendlich selbst, wenn sie Freundschaften unterbinden. Die Zufriedenheit der Angestellten steigt um 50 Prozent, wenn sie am Arbeitsplatz einen guten Freund haben, und sie verdoppelt sich, wenn es mindestens drei Freunde sind. Und die Wahrscheinlichkeit, dass wir mit unserem Gehalt zufrieden sind, verdoppelt sich ebenfalls, wenn wir mit einem Freund zusammenarbeiten können.

Fazit

Der Forschung zufolge empfiehlt es sich also, enge freundschaftliche Beziehungen zu mindestens zehn Freunden (Freundinnen) zu unterhalten, und diese sollten Sie vorzugsweise bereits seit mehreren Jahren kennen. Und außerdem ist es wichtig, dass auch ein oder zwei Ihrer Arbeitskollegen zu Ihrem Freundeskreis zählen.

31 Worüber unterhalten sich glückliche Menschen?

Gesprächsthemen und Glück

Worüber unterhalten sich zwei glückliche Menschen, die sich in einem Lokal begegnen? Diese Frage mag wie der Beginn eines schlechten Kneipenwitzes anmuten, ist aber in Wirklichkeit sehr viel ernster als es den Anschein hat. Wir verbringen unzählige Stunden mit Gesprächen, und die Wissenschaft hat sich gefragt, ob deren Inhalt etwas mit dem Glück zu tun haben könnte. Genauer gesagt, ob glückliche Menschen vorzugsweise über unverbindliche und oberflächliche Dinge sprechen oder sich lieber auf lange, intensive Gespräche einlassen.

> Um eine Antwort auf diese Frage zu finden, hat ein Forscherteam unter Leitung von Matthias Mehl von der Universität von Arizona 79 Studenten für einen Versuch rekrutiert (Mehl, 2010). Die Freiwilligen wurden mit einem kleinen tragbaren Aufnahmegerät ausgestattet, das alle zwölf Minuten 30 Sekunden lang alle Geräusche in ihrer Umgebung aufzeichnete, und das über einen Zeitraum von vier Tagen. Auf diese Weise erhielten Mehl und seine Mitarbeiter über 20 000 Tonmitschnitte (etwa 300 pro Teilnehmer). Sie baten nun unabhängige Gutachter, jede einzelne Sequenz danach zu beurteilen, ob die Versuchsperson erstens sich allein oder in Begleitung befand, und zweitens, ob das Gesprächsthema oberflächlich („Es ist kalt heute!", „Was isst du da? Darf ich mal probieren?"), ernsthaft („Glaubst du wirklich, dass Peter sich scheiden lässt? Wie findest du das?") oder weder banal noch tiefschürfend war. Außerdem wurde ermittelt, wie zufrieden die Versuchspersonen waren. Dazu kombinierte man die Antworten, die sie selbst in einem Fragebogen gegeben hatten und die Einschätzung durch ihnen nahestehende Personen.
>
> Es stellte sich zum einen heraus, dass die Probanden, die am meisten Zeit in Gesellschaft anderer verbrachten, auch am glücklichsten waren. Außerdem zeigte sich ein direkter Zusammenhang zwischen der Anzahl „tiefschürfender" Gespräche und der Zufriedenheit: Die

glücklichsten Versuchsteilnehmer unterhielten sich doppelt so häufig über ernsthafte Themen wie die weniger glücklichen. Ihre Gespräche drehten sich auch dreimal seltener um so banale Dinge wie das „Wetter".

Aus der Untersuchung geht nicht hervor, ob intime und inhaltsschwere Gespräche glücklich machen, oder ob es gerade die glücklichen Menschen sind, die diese Art der Unterhaltung dem banalen Geschwätz vorziehen.

Im Zweifelsfall hindert uns aber nichts daran zu versuchen, uns in den Gesprächen mit unseren Mitmenschen ein wenig mehr einzubringen …

32 Wonach sollten wir streben?
Persönliche Ziele und Glück

1931 schrieb der in Wien geborene Psychiater Beran Wolfe: „Einen glücklichen Menschen erkennt man daran, dass er sich ein Boot baut, eine Sinfonie schreibt, seinen Sohn unterrichtet, in seinem Garten Dahlien züchtet oder in der Wüste nach Dinosauriereiern auf die Suche geht." Heute gibt ihm eine Vielzahl an psychologischen Untersuchungen Recht: Ein persönliches Ziel zu verfolgen, macht glücklich.

Pläne und Leidenschaften geben unserem Leben einen Sinn, sie strukturieren den Alltag, veranlassen uns, zu lernen und über uns hinauszuwachsen, und damit tragen sie dazu bei, unser Leben glücklich zu machen.

Doch nach welchen Sternen sollen wir greifen? Nicht alle persönlichen Ziele sind nämlich für das Glück gleichermaßen geeignet. Das belegt eine Studie, die Christopher Niemiec von der Universität Rochester im Jahr 2009 durchgeführt hat (Niemiec et al., 2009).

Niemiec und seine Mitarbeiter haben 147 Studenten, die gerade ihr Studium an der Universität abgeschlossen hatten, nach ihrer Zufriedenheit im Leben, ihrer Selbstachtung und ihren Ängsten befragt und wollten wissen, ob sie unter bestimmten körperlichen Stress-Symptomen litten (beispielsweise unter Kopfschmerzen). Außerdem maßen die Forscher, wie häufig die Probanden positive und negative Gefühle empfanden. Zudem sollten die Versuchsteilnehmer auf einer Liste von 35 persönlichen Zielen diejenigen ankreuzen, die sie in den kommenden Jahren anstreben wollten. Einige Ziele auf dieser Liste waren eher *einem inneren Antrieb zuzuschreiben* (intrinsisch), andere waren eher *außen geleitet* (extrinsisch). Von innen heraus angestrebte Ziele sind solche, deren Verfolgung an sich Befriedigung verschafft und/oder die mit den Werten zusammenhängen, die einem Menschen viel bedeuten (z. B. „neue Kenntnisse erwerben", „anderen helfen", „künstlerische Talente entwickeln"). Die Motivation für die äußeren, extrinsischen Ziele kommt von außen (z.B. Reichtum, Berühmtheit, Macht, Karriere, Erfüllung gesellschaftlicher und familiärer Erwartungen usw.). Ein Jahr später kontaktierten die Forscher ihre Probanden erneut, um zu sehen, wie es um deren Zufriedenheit und die Erfüllung ihrer Ziele bestellt war.

Es zeigte sich, dass sich die Teilnehmer, deren Ziele im Wesentlichen darin bestanden, sich persönlich weiterzuentwickeln, Beziehungen zu anderen aufzubauen, sich in der Gemeinschaft zu engagieren und ihre physische Gesundheit zu stärken (innerliche Ziele), ausgesprochen zufrieden fühlten, wenn sie nach Ablauf eines Jahres auf dem Weg zur Erreichung ihrer Ziele Fortschritte gemacht hatten. Außerdem empfanden sie häufiger positive Gefühle und litten seltener unter stressbedingten Gesundheitsproblemen. Im Gegensatz zu ihnen fühlten sich die Versuchspersonen, deren Ziele vornehmlich von außen geleitet waren (Bewunderung vonseiten anderer, Reichtum, eine attraktive Erscheinung usw.), nicht glücklicher. Außerdem ging die Verfolgung ihrer Ziele häufig mit negativen Emotionen einher wie Scham und Wut und war von physischen Angstsymptomen begleitet wie Kopfschmerzen, Magenschmerzen und Verlust an Energie.

Die Daten aus dem deutschen sozioökonomischen Panel bestätigen die Ergebnisse dieser Studie. Im Jahr 2008 hat Heady an

20 000 Personen, die über einen Zeitraum von 15 Jahren wiederholt befragt wurden, untersucht, ob ein Zusammenhang zwischen den Zielen im Leben und dem Glück besteht (Heady, 2008). Aus seinen Analysen geht hervor, dass die Verfolgung intrinsischer Ziele das Glück der Menschen im Laufe der Jahre dauerhaft steigert, das Streben nach äußerlichen Zielen sich hingegen negativ auswirkt.

Wie wir aus diesen Forschungsarbeiten ersehen, beeinflusst es unser Glück ganz entscheidend, wenn wir Pläne schmieden, uns Ziele im Leben stecken und darauf hinarbeiten, sie auch zu erreichen … , vorausgesetzt, die Ziele sind an sich schon mit Befriedigung verbunden und diese Befriedigung rührt nicht von einem äußeren Anreiz her. Andere Untersuchungen weisen außerdem darauf hin, dass es nicht immer notwendig ist, ein „hochgestecktes Ziel" auch tatsächlich zu *erreichen*. Allein die Tatsache, innerliche Ziele zu *verfolgen*, kann uns glücklicher machen. Umgekehrt führt das rastlose Streben nach Reichtum, Ruhm und Bewunderung nur zu Enttäuschungen.

33 Job, Karriere, Berufung?
Die Einstellung zur Arbeit und das Glück

Die meisten von uns verbringen ein Drittel ihres Lebens bei der Arbeit. Es überrascht deshalb nicht, dass die Einstellung des Menschen zu seinem Beruf ein wichtiger Faktor für sein Glück ist. Forschungen zufolge hängen 20 Prozent der Zufriedenheit, die wir allgemein im Leben empfinden, damit zusammen, wie zufrieden wir an unserem Arbeitsplatz sind (Campbell, Converse & Rodgers, 1976). Aber muss man einen „guten Beruf" haben, um glücklich zu sein?

Um eine Antwort auf diese Frage zu finden, haben Wrzesniewski, McCauley, Rozin und Schwartz (1997) 196 Arbeitnehmer aus den unterschiedlichsten Berufszweigen gebeten, verschiedene Fragebögen auszufüllen. Dabei ging es um ihre Einstellung zu ihrem Beruf sowie um ihre Zufriedenheit am Arbeitsplatz, ihre allgemeine Zufriedenheit im Leben und um ihren Gesundheitszustand.

Die Untersuchung ergab zunächst einmal, dass die befragten Arbeitnehmer ihre Beschäftigung in der Regel entweder als *Job*, als *Karriere* oder als ihre *Berufung* ansahen. Diejenigen, für die ihre Tätigkeit ein *Job* ist, sind einzig und allein an den mit der Arbeit verbundenen materiellen Vorteilen interessiert. Für sie stellt die Arbeit keinen Zweck an sich dar, sondern eine Möglichkeit, die notwendigen finanziellen Mittel zu verdienen, um sich andernorts zu vergnügen. Das, was sie interessiert und befriedigt, finden sie außerhalb der Arbeit (Freunde, Sport, Hobbys nach Feierabend usw.). Diejenigen, die ihre Arbeit als *Karriere* begreifen, bringen sich stärker in ihre berufliche Tätigkeit ein und haben oft auch mehr Freude daran als jene, für die ihre Arbeit nur ein „Job" ist. Für sie stellen nicht nur die materiellen Vorteile einen Anreiz dar, sondern auch die Möglichkeiten, innerhalb ihres Betriebes aufzusteigen. Was diese Menschen häufig interessiert, ist Verantwortung, Macht und die Aussicht auf einen höheren gesellschaftlichen Status. Für die Menschen schließlich, die in ihrer Tätigkeit eine *Berufung* sehen, sind Arbeit und Privatleben untrennbar miteinander verbunden. Sie arbeiten nicht um des Geldes willen (man müsste sie beinahe gar nicht dafür bezahlen) und auch nicht wegen der Karriere, sondern weil ihre Arbeit ihnen persönlich Freude bereitet. Menschen, die ihre Arbeit als Berufung ansehen, halten ihre Tätigkeit für sinnvoll und sind häufig davon überzeugt, dass ihr Beruf zum Wohl der anderen und der Gesellschaft ganz allgemein beiträgt.

Das ist soweit nicht überraschend..., aber jetzt kommt der interessante Teil der Untersuchung. Wider Erwarten zeigt die Studie von Wrzesniewski und seinen Kollegen, dass diese Sichtweisen nicht nur von dem jeweiligen Beruf abhängen, sondern in großem Maße auch von dem Einzelnen. So finden sich beispielsweise sowohl unter den Ärzten als auch unter den Angehörigen des Reinigungspersonals solche, die ihre Arbeit als langweilig empfinden und sie nur als Broterwerb betrachten („Ich habe es satt, den Patienten immer wieder alles erklären zu müssen.", „Flure putzen ist wirklich erniedrigend, zum Glück stimmt die Bezahlung!" usw.), und andere, die ihre Tätigkeit als notwendige Stufe auf der Karriereleiter sehen („Wenn ich mich jetzt ins Zeug lege, dann nur, um endlich befördert zu werden."). Aber es gibt auch jene, die ihren Beruf als bereichernd und sinnvoll empfinden („Menschenleben retten", „das Gebäude für alle Kollegen sauber halten, damit sie sich darin wohl fühlen"). Selbstverständlich belegt die Untersuchung, dass die Arbeitnehmer dieser letzten Kategorie am zufriedensten sind. Außerdem melden sich diejenigen, für die der Beruf „Berufung" ist, seltener krank.

Diese Studie zeigt, dass unsere Zufriedenheit mit der Arbeit (und folglich unser Glück) zum Teil von uns selbst abhängt. Deshalb ist es ausschlaggebend, wie wir unsere Tätigkeit sehen. Außerdem geht aus den Untersuchungen hervor, dass auch unser Arbeitsverhalten einen Einfluss auf unsere Zufriedenheit ausüben kann. Viele Menschen gestalten nämlich ihre Arbeit von sich aus interessanter – indem sie mehr tun, als von ihnen erwartet wird –, um mehr Freude an ihrer Tätigkeit zu haben. Den Einfluss eines solchen *job crafting*, wie es die Angelsachsen nennen, verdeutlicht die folgende Untersuchung:

> Lyons (2008) hat 107 Handelsvertreter eines großem amerikanischen Unternehmens in Einzelgesprächen gefragt, wie häufig sie in den vergangenen zwölf Monaten ihre Arbeit durch *job crafting* bereichert haben. Manche Teilnehmer berichteten beispielsweise, sie hätten von sich aus Spanisch gelernt, um mit Kunden mexikanischer Herkunft kommunizieren zu können, andere hatten neues, persönliches Demonstrationsmaterial entworfen oder eine Sammlung effizienter Verkaufsstrategien verfasst. Die Untersuchung belegt, dass wir im Allgemeinen bei unserer Arbeit nicht passiv beleiben: 31 Prozent der Angestellten berichteten, sie hätten im vergangenen Jahr einmal, 26 Prozent sogar dreimal oder häufiger für ihre Arbeit mehr als gefordert getan, also *job crafting* betrieben. Das heißt, mehr als Dreiviertel der Befragten hatten ihre Tätigkeit aus eigenen Stücken bereichert.

Aus der Studie ging auch hervor, dass die Häufigkeit, mit der die Handelsvertreter von sich aus initiativ wurden, in direktem Zusammenhang mit ihrem Selbstbild stand. Je häufiger sie ihre Arbeit selbst gestalteten, umso wohler fühlten sie sich in ihrer Haut!

Fazit

Zufriedenheit am Arbeitsplatz ist ein wichtiger Bestandteil des Glücks, das steht fest. Doch selbst, wenn es manche Berufe gibt, die von sich aus befriedigender sind, so zeigen die Forschungsarbeiten doch auch, dass die Art und Weise, wie wir unseren Beruf wahrnehmen, von entscheidender Bedeutung ist. Deshalb ist es jedem von uns möglich, seine Tätigkeit selbst zu gestalten, um sie anregender zu machen. Wenn wir uns Ziele setzen und uns ganz persönlichen Herausforderungen stellen, kann es uns nach und nach gelingen, von der Auffassung abzurücken, unser Beruf sei lediglich ein Job und diene ausschließlich dem Broterwerb, und schließlich in ihm eine sinnvolle Berufung zu sehen.

34 Hängt unser Glück wirklich davon ab, wie wir denken?
Die Macht kognitiver Neubewertung

„Nach 70 Jahren harter Arbeit wünschten sich ein chinesischer Bauer und seine Frau nichts sehnlicher, als sich endlich zur Ruhe zu setzen, und hofften, ihr einziger Sohn werde für sie sorgen. Doch kurz bevor es soweit war, stürzte ihr Sohn schwer vom Pferd und man musste ihm ein Bein abnehmen. Die beiden Alten waren verzweifelt! Sie liebten ihren Sohn über alles in der Welt und konnten es nicht ertragen, ihn so leiden zu sehen. Außerdem fragten sie sich, wie sie noch die Kraft finden sollten, weiterzuarbeiten, nun, da sie alleine für den Lebensunterhalt der Familie aufkommen mussten. Ihr Schicksal erschien ihnen ungerecht und tragisch, und das war es ja auch. Kurze Zeit später jedoch brach der Krieg aus und alle gesunden Männer des Landes wurden als Soldaten eingezogen. Mit Ausnahme ihres Sohnes verließen alle Männer des Dorfes ihre Familien, und etliche kehrten nie zurück. Nun waren die alten Bauern überglücklich, ihren Sohn bei sich behalten zu können. Jetzt konnten sie ihm auch eine schöne Braut suchen, was vorher bei so vielen gesunden Nebenbuhlern schwierig gewesen wäre. Die Tatsache, dass ihr Sohn ihnen zur Seite stand, gab ihnen die Kraft, bis an ihr Lebensende weiterzuarbeiten."

Diese buddhistische Parabel, die Professor Moïra Mikolajczak von der katholischen Universität Löwen in ihrem Buch *Les compétences émotionnelles* erzählt, veranschaulicht einen wesentlichen Grundsatz für unsere Zufriedenheit (Mikolajczak et al., 2009): Unsere Empfindungen hängen nicht davon ab, was sich in unserem Leben *absolut* ereignet, sondern vielmehr davon, wie wir die Ereignisse *wahrnehmen*. Das Warten auf den Bus mag uns langweilig erscheinen, wir können diese 15 Minuten aber auch dazu nutzen, vor uns hin zu träumen oder einen Freund anzurufen, um zu hören, was er so treibt. Geht eine Liebesbeziehung auseinander, so empfindet das manch einer als eine absolute Katastrophe, man kann darin aber auch die Chance für einen Neuanfang sehen. Ein Autounfall mit Blechschaden ist für den einen ein finanzieller Verlust, für den anderen eine Lektion fürs Leben.

Die Schlussfolgerung liegt auf der Hand: Sehr häufig ändern sich unsere Gefühle, wenn sich unser Blick auf die Welt verändert. Das mag banal klingen, aber es funktioniert hervorragend! Dutzende von Studien belegen, dass Menschen glücklicher werden, wenn sie in der Lage sind, die von ihnen erlebten Situationen auf positive Weise neu zu bewerten (siehe z. B. Gross & John, 2003).

Es ist anfangs zwar nicht immer gleich ersichtlich, wie sich unsere Erlebnisse positiv neu bewerten lassen (die Neubewertung erfordert häufig ernsthafte *mentale Anstrengung*), doch die Forschung zeigt auch, dass sich dieses Denken mithilfe von Training fast automatisch und reflexartig einstellen kann.

2009 wollten Patricia Schartau und ihre Mitarbeiter herausfinden, in wie hohem Maße sich die Fähigkeit ausbilden lässt, Situationen positiv neu zu bewerten (Schartau et al., 2009). Sie baten 41 Versuchspersonen, sich eine Serie von sechs bedrückenden Videofilmen anzuschauen (Kriegsszenen, Bilder von leidenden Menschen, Krankheit usw.). Die eine Hälfte der Probanden (Trainingsgruppe) wurde angewiesen zu versuchen, „ihre Gefühle dadurch zu beeinflussen, dass sie das Geschehen unter einem anderen Aspekt betrachteten" (indem sie das Gesehene beispielsweise relativierten, nach positiven Gesichtspunkten suchten oder sich vorstellten, welche positiven Perspektiven sich langfristig boten, usw.). Die andere Hälfte (Kontrollgruppe) sollte sich die Filme lediglich aufmerksam anschauen. Anschließend führten die Forscher einen letzten erschütternden Film vor und forderten *alle* Versuchsteilnehmer auf, ihre Sichtweise von der gezeigten Situation neu zu bewerten. Während die Probanden den Film sahen, wurden ihre subjektiven (berichteten) sowie ihre objektiven emotionalen Reaktionen festgestellt (durch Messung der elektrischen Leitfähigkeit der Haut, deren elektrischer Widerstand bei starken Emotionen steigt). Es zeigte sich, dass die Probanden, die zuvor dafür trainiert worden waren, Situationen positiv neu zu bewerten, durch diesen letzten Film wesentlich weniger verstört wurden als die Teilnehmer aus der Kontrollgruppe. Das zeigte sich sowohl in ihren psychischen als auch ihren physiologischen Reaktionen.

Jede Tätigkeit, auch die schwierigste, verbessert sich mit der Zeit und automatisiert sich, wenn sie nur häufig genug wiederholt wird. Sind Sie Autofahrer? Dann erinnern Sie sich beispielsweise einmal daran, wie es war, als Sie das erste Mal hinter dem Steuer saßen. Wie viel Konzentration war damals nötig! Doch bereits nach wenigen Monaten waren Sie in der Lage, sich beim Fahren mit einem Freund zu unterhalten oder Ihr Handy zu benutzen, und das ging ganz automatisch.

Doch Achtung, auch negative Denkreflexe können ganz schnell zur Gewohnheit werden.

In einer Reihe von Versuchen haben Mathews und Mackintosh im Jahr 2000 Versuchspersonen darauf konditioniert, etwa 60 Szenarien, die ihnen nacheinander präsentiert wurden, negativ zu deuten (Mathews & Mackintosh, 2000). Die Versuchsteilnehmer sollten kurze, nicht eindeutige Geschichten lesen, bei denen bis zum *letzen* Wort nicht klar war, ob sie positiv oder negativ zu verstehen waren. Jede Geschichte ging letztendlich negativ aus. Nach diesem „Training" forderten die Forscher ihre Probanden auf, erneut ambivalente Geschichten zu interpretieren, deren Schluss unterschiedliche Deutungen zuließ. Es zeigte sich, dass die Teilnehmer, die zuvor konditioniert worden waren, bei der Interpretation der Situationen systematisch eine negative Sichtweise verinnerlicht hatten. In einer anderen Gruppe von Versuchspersonen, die kein besonderes Training durchlaufen hatten, fielen die Meinungen geteilter aus. Ergänzende Untersuchungen ergaben zudem, dass sich diese durch eine kurze Trainingsphase herbeigeführte Beeinflussung des Urteils, wie oben beschrieben, über mehrere Tage lang halten kann (Yiend, Mackintosh & Mathews, 2005).

Fazit

Die vierte Säule, auf der unser Glück beruht, ist also unsere Art zu denken. Neben unserer genetischen Veranlagung, der Qualität unserer sozialen Beziehungen und unseres Liebeslebens und neben der Fähigkeit, unserem Leben und unserer beruflichen Tätigkeit einen Sinn zu verleihen, bestimmt sie sehr stark, wie zufrieden wir sind. Albert, der Mann hinter der Theke vom Café am Markt, hätte es Ihnen gleich gesagt: Besser, man sieht die Flasche als halb voll an und nicht als halb leer!

Zum Glück bewiesen die Studien, dass wir unser reflexartiges Denken durch regelmäßiges Training beeinflussen können. Eine simple intensive Konditionierung von einer halben Stunde reicht aus, tagelang entscheidende Veränderungen zu bewirken. Und wir werden noch sehen, dass sich diese Veränderungen durch Wiederholung sogar ganz deutlich in unserem Gehirn niederschlagen können.

35 Die Qual der Wahl?
Zu viele Wahlmöglichkeiten wirken sich negativ auf die Zufriedenheit aus

Wie nie zuvor haben wir heute die Auswahl! In den Regalen der Supermärkte um die Ecke stehen nicht weniger als:

- 285 Kekssorten
- 230 verschiedene Suppen
- 40 Zahnpastamarken
- 167 verschiedene Shampoos
- usw.

Heute gibt es Handys, die all unseren Bedürfnissen gerecht werden – vom einfachen Telefonieren bis hin zu Online-Videospielen. Jeder findet den Fernseh- oder Internetvertrag, der genau zu ihm passt, und im Netz stehen Partner-Websites mit Zehntausenden von Profilen, damit Sie auch ganz gewiss *die* oder *den* Richtige(n) finden ...

Aber machen uns diese explosionsartig gestiegenen Wahlmöglichkeiten wirklich glücklicher?

Den Untersuchungen zufolge ist das keineswegs sicher. In einer Reihe von Versuchen, die sie sowohl im Labor als auch in Supermärkten durchgeführt haben, stellten Lyengar und Lepper (2000) fest, dass die Wahrscheinlichkeit zehnmal höher liegt, dass Kunden ein Glas Marmelade kaufen, wenn im Regal nicht 24, sondern nur sechs verschiedene Sorten stehen. Außerdem waren die Kunden mit ihrer Wahl umso zufriedener, je beschränkter das Angebot war.

Auch Daniel Gilbert (Harvard) und Jane Ebert (MIT) haben im Jahr 2002 eine überraschende Studie über die negative Auswirkung von Auswahlmöglichkeiten durchgeführt (Gilbert & Ebert, 2002).

> Etwa 50 Studenten, die sich für einen Kurs in Schwarzweißfotografie eingeschrieben hatten, wurde ein Fotoapparat ausgehändigt. Jeder erhielt die Aufgabe, ein Dutzend Aufnahmen von Personen oder Dingen zu machen, die ihm etwas bedeuteten (Freunde, Familienangehörige, Orte, verschiedene Gegenstände usw.). Danach lernten sie in der Dunkelkammer, wie man Fotos selbst entwickelt. Während des Kurses sollten die Studenten ihre beiden Lieblingsfotos abziehen. Nachdem die Abzüge getrocknet waren, teilte ihnen der Professor mit (er war in die Untersuchung eingeweiht und wirkte als Helfer mit), sie dürften eines der Fotos behalten, das andere würde in den Universitätsarchiven aufbewahrt. Für einen Teil der Studenten war diese Wahl irreversibel: Die Aufnahme, die sie nicht behalten wollten, wurde noch am selben Tag in die mehrere hundert Kilometer entfernten Archive versandt. Andere hatten die Möglichkeit, ihre Entscheidung noch zu ändern: Das von ihnen nicht gewählte Foto sollte erst in einigen Tagen verschickt werden, und es stand ihnen frei, falls sie dies wollten, im Büro des Professors vorbeizuschauen und ihre Wahl rückgängig zu machen. Einige Tage später kontaktierte man die Studenten erneut und fragte sie, ob sie mit der von ihnen jeweils gewählten Aufnahme zufrieden seien. Es zeigte sich, dass diejenigen, die ihre Wahl hatten revidieren können, mit ihrer Entscheidung deutlich unzufriedener waren als die anderen, denen diese Möglichkeit nicht gegeben war. Paradox ist nur eines: Als die Forscher eine neue Gruppe von Studenten desselben Alters fragten, ob sie es an der Stelle der Versuchsteilnehmer vorgezogen hätten, ihr Foto umtauschen zu können, hätten sich fast 70 Prozent für diese Möglichkeit entschieden.

Entgegen der Meinung vieler (darunter auch vieler Marketingexperten, die uns Mobiltelefone oder Tiefkühlpizzas in 60 verschiedenen Varianten schmackhaft machen wollen) macht die Möglichkeit zur Auswahl uns nicht unbedingt glücklich. Ganz im Gegenteil, eine zu große Auswahl lähmt uns häufig, und es steigt die Gefahr, dass wir unsere Entscheidungen später bereuen („Ich bin doch wirklich blöd, ich hab' doch gewusst, dass ich das Rote hätte nehmen sollen..." usw.).

Neigen Sie dazu, immer das maximal Mögliche anzustreben, oder sind Sie eher leicht zufriedenzustellen?

Die Vielzahl der Wahlmöglichkeiten, mit denen wir in unseren täglichen Entscheidungen konfrontiert werden, hat nicht bei jedem die gleiche psychologische Wirkung. Das hängt davon ab, ob Sie der Typ sind, der immer das maximal Mögliche will, oder ob Sie rasch zufrieden sind.

Ich schlage Ihnen vor, den folgenden kleinen Test zu machen. Es handelt sich dabei um eine leicht abgewandelte Form der von Nenkov und seinen Mitarbeitern (2008) entwickelten Skala. Dieser Test sagt Ihnen, ob Sie eher dem einen oder dem anderen Typ entsprechen. Beantworten Sie die Fragen und addieren Sie Ihre Punkte.

1. Unabhängig davon, wie zufrieden ich in meinem Berufsleben bin, vertrete ich die Ansicht, dass es wichtig ist, immer nach den besten Möglichkeiten Ausschau zu halten.

1	2	3	4	5	6	7
trifft nicht zu						trifft zu

2. Wenn ich beim Autofahren Radio höre, „zappe" ich häufig von einem Sender zum anderen, um zu sehen, ob es nicht etwas Besse-

res gibt, auch wenn mir das, was ich gerade höre, eigentlich ganz gut gefällt.

1	2	3	4	5	6	7
trifft nicht zu						trifft zu

3. Wenn ich ein Geschenk für einen Freund (eine Freundin) kaufen soll, fällt mir die Entscheidung häufig schwer.

1	2	3	4	5	6	7
trifft nicht zu						trifft zu

4. Eine DVD auszuleihen, bereitet mir Schwierigkeiten, denn ich zögere immer, weil ich nicht weiß, welcher Film der beste ist.

1	2	3	4	5	6	7
trifft nicht zu						trifft zu

5. Mit der zweitbesten Wahl gebe ich mich nie zufrieden.

1	2	3	4	5	6	7
trifft nicht zu						trifft zu

6. Meine Qualitätsanforderungen sind hoch, ganz gleich in welchem Bereich.

1	2	3	4	5	6	7
trifft nicht zu						trifft zu

Wenn Sie weniger als 20 Punkte erzielt haben, sind Sie der eher leicht zu befriedigende Typ, beträgt Ihr Ergebnis dagegen mehr als 29 Punkte, zählen Sie zu denen, die stets das maximal Mögliche anstreben.

Die „Maximalisten" sind Menschen, die sich immer bemühen, die beste Wahl, die beste Entscheidung zu treffen. Will solch ein Mensch beispielsweise fernsehen, informiert er sich zuvor ausführlich über alle 60 verfügbaren Kanäle, bevor er den besten für sich auswählt. Die anderen geben sich dagegen mit dem erstbesten akzeptablen oder hinreichend annehmbaren Programm zufrieden. Wenn sie fernsehen, zappen sie sich durch einige Kanäle und legen die Fernbedienung beiseite, sobald sie auf irgendeine anständige Sendung gestoßen sind.

In unseren komplexen Gesellschaften, in denen wir von Wahlmöglichkeiten geradezu überschwemmt werden, zeigt sich nun, dass diese beiden unterschiedlichen Typen nicht gleichermaßen glücklich sind.

2006 haben Iyengar, Wells und Schwartz mehr als 500 Studenten im letzten Studienjahr daraufhin getestet, ob sie eher zum Typ der „Maximalisten" gehörten oder zu jenen, die leicht zufriedenzustellen sind (Iyengar et al., 2006). Im folgenden Jahr begleiten die Forscher diese Studenten dann bei der Arbeitsplatzsuche. Wie nicht anders zu erwarten, hatten die Studenten, die stark dazu tendierten, immer nur das maximal Mögliche anzustreben, im Schnitt Anstellungen gefunden, bei denen sie 20 Prozent mehr verdienten als diejenigen, bei denen dieser Charakterzug nur schwach ausgeprägt war. Dafür waren aber die „Maximalisten" paradoxerweise mit der von ihnen gewählten Arbeit weniger zufrieden und hatten auch während ihrer Suche nach dem Arbeitsplatz mehr negative Emotionen verspürt.

Andere Studien bestätigen diese Beobachtung: Zwar erzielen die „Maximalisten" größere Erfolge, doch sie sind auch weniger glücklich und neigen dazu, Entscheidungen zu bedauern und alles schwarzzusehen (Schwartz et al., 2002).

Aber nur keine Panik, wenn Sie den Hang haben, häufig nur das Beste zu wollen: Allein die Tatsache, dass Sie sich dessen bewusst werden, kann Ihnen helfen, lockerer zu reagieren, wenn es um Dinge geht, die nicht der Mühe wert sind. Außerdem – man kann auch lernen, weniger anspruchsvoll zu sein.

36 Ist es möglich, sein Gehirn zu verändern?
Neuroplastizität und Glück

Bis Anfang der 1990er Jahre waren viele Wissenschaftler davon überzeugt, dass die Strukturen unseres Gehirns definitiv festgelegt sind. Einige waren der Meinung, die Strukturen festigten sich bereits im Alter von drei Jahren, andere meinten, dies geschehe mit sieben Jahren, aber insgesamt waren sich alle darin einig, dass das Gehirn früher oder später irgendwann im Laufe der Entwicklung „erstarrt".

Diese Überzeugung konnte jedoch mit der Entwicklung der funktionalen Magnetresonanztomographie (fMRT) widerlegt werden. In den vergangenen zehn Jahren haben immer mehr Studien belegt, dass sich das Gehirn eines Menschen bis zu seinem Tod ständig weiterentwickelt. Dieses Phänomen bezeichnet man als „Neuroplastizität".

Professor Maguire und sein Team vom University College in London haben beispielsweise MRT-Aufnahmen der Gehirne von 16 Londoner Taxifahrern untersucht (Maguire et al., 2000). Es zeigte sich, dass bei einigen dieser Fahrer bestimmte Regionen des Hippocampus (dem Areal im Gehirn, das für die Orientierung im Raum zuständig ist) größer waren als bei Kontrollpersonen. Außerdem stand die Größe des Hippocampus in direkter Relation zu der Anzahl der Berufsjahre. Um die Vielzahl an neuen räumlichen Informationen speichern zu können, hatte sich die Struktur des Gehirns bei diesen Erwachsenen im Laufe der Jahre verändert.

Diese Untersuchungen wurden auch mit anderen Personengruppen wiederholt, beispielsweise Musikern, Patienten, die sich in psychotherapeutischer Behandlung befanden, und mit Personen, die Meditation praktizierten ... Die Ergebnisse waren immer die gleichen: Das menschliche Gehirn ist so beschaffen, dass es sich unaufhörlich weiterentwickelt. Deshalb liegt die Vermutung nahe, dass wir es durch wiederholte Übung tatsächlich verändern können.

Wie funktioniert das?

In unserem Gehirn gibt es eine Vielzahl neuronaler Bahnen. Man kann sich nämlich jeden unserer Reflexe, jede unserer Gewohnheiten, die Art, wie wir uns verhalten oder denken, als neuronale Bahn vorstellen. Einige sind groß und breit und bestehen aus unzähligen Neuronen, andere hingegen sind schmaler und noch wenig entwickelt.

Um eine Vorstellung davon zu vermitteln, wie diese Bahnen funktionieren, greifen wir auf das Bild eines Wasserlaufs zurück. Wenn es stark regnet, sammelt sich das Wasser zunächst in kleinen Rinnsalen. Je mehr Wasser fließt, umso häufiger spült es auf seinem Weg Erdbrocken und Steine mit hinweg. Nach und nach graben sich die Rinnsale ein Bett, verbreitern sich und es entsteht ein Bach. Mit zunehmender Wassermenge wird dieser immer breiter, und je breiter er wird, umso mehr Wasser nimmt er von Zuflüssen aus der Umgebung auf, schwillt an und wird schöner. Aus dem kleinen Bach wird schließlich ein Fluss.

Unser Gehirn funktioniert ungefähr auf dieselbe Weise. Sobald wir unser Verhalten ändern (wenn wir beispielsweise bei einem Kauf beschließen, nicht unbedingt das Allerbeste finden zu wollen, sondern uns auch mit etwas Einfacherem zufriedenzugeben) oder unser Denken umstellen, indem wir uns z. B bemühen, eine Situation positiv neu zu bewerten, entsteht eine neue neuronale

Bahn. Anfangs ist diese Bahn noch sehr zart, wenig entwickelt und besteht nur aus einer Handvoll Neuronen. Aber je mehr wir dieses Verhalten oder diese Denkweise pflegen, umso stärker entwickelt sie sich. Und wenn sie breiter wird, steigt auch die Wahrscheinlichkeit, dass immer mehr Erfahrungen automatisch auf diese Bahn gelenkt werden. Dieser Prozess verstärkt sich sozusagen selbst, es ist ein positiver Kreislauf (bei schlechten Gewohnheiten kann es aber auch ein Teufelskreis sein). Wie hat es doch Charles C. Noble ausgedrückt: „Zuerst bestimmen wir unsere Gewohnheiten, und dann bestimmen unsere Gewohnheiten uns."

Nehmen wir beispielsweise einen Pessimisten, dessen „neuronale Bahn" für die Bewertung der negativen Aspekte seiner Umwelt ganz besonders stark ausgeprägt ist. Bei ihm besteht die Gefahr, dass ein beliebiges Ereignis, etwa ein Essen im Restaurant, auf diese Bahn „gelenkt" und deshalb negativ interpretiert wird („Der Kellner ist unfreundlich.", „Man muss zu lange auf sein Essen warten." usw.). Wenn dieser Mensch nun, vielleicht nach der Lektüre dieses Buches, beschließt, systematisch die gute Seite der Dinge zu sehen (siehe Abschnitt 34), entsteht nach und nach eine neue „neuronale Bahn". Gewiss, am Anfang wird ihm diese Art, das Leben zu betrachten, noch nicht in Fleisch und Blut übergegangen sein und erhebliche mentale Anstrengungen erfordern. Je häufiger er jedoch auf das neuronale Netz „Ich sehe das Leben von seiner positiven Seite." zurückgreift, umso größer und stabiler wird es. Und letztendlich kann es so „groß" werden, dass alles, was er erlebt, automatisch auf diese Bahn gelenkt und somit positiv gedeutet wird.

Parallel dazu bildet sich eine neuronale Bahn zurück, wenn sie wenig benutzt wird. Das gilt sowohl für „positive" wie für „negative" neuronale Bahnen, also für unsere guten Gewohnheiten, aber auch für die schlechten.

Der Fortschritt auf dem Gebiet der zerebralen Bildgebung hat es ermöglicht, dass wir heute wissen, wo sich diese positiven und negativen Netze von Neuronen befinden. Im präfrontalen Cortex beispielsweise liegen die neuronalen Bahnen für die positiven Interpretationen und Gefühle vor allem im linken Hirnlappen, die für die negativen Emotionen sind im rechten Hirnlappen angesiedelt. Analysiert man nun die Aufzeichnungen des Elektroenzephalogramms von glücklichen und positiv eingestellten Menschen, so zeigt sich, dass bei ihnen die linke Hälfte des präfrontalen Cortex aktiver ist als bei pessimistischen, negativ eingestellten oder deprimierten Personen (Urry et al., 2004).

In einer bemerkenswerten Studie haben Professor Richard Davidson und sein Team im Jahr 2003 versucht zu messen, ob sich die „positiven neuronalen Bahnen" mithilfe eines kurzen Trainings stärken lassen (Davidson et al., 2003).

Die Forscher haben dazu die Hirnaktivität von 42 Versuchspersonen gemessen, und zwar einmal bevor diese einen achtwöchigen Einführungskurs in „Achtsamkeitsmeditation" (im Englischen spricht man von *mindfulness*) besuchten, und einmal danach. (Dieser aus dem Buddhismus stammende Meditationstyp wirkt sich nachweislich positiv auf die psychische und die physische Gesundheit aus; in Abschnitt 46 werden wir genauer darauf eingehen.) Die Probanden waren nach dem Zufallsprinzip in zwei Gruppen eingeteilt worden: Die *Meditationsgruppe* wurde angewiesen, mithilfe einer Audiokassette täglich eine Stunde lang zu meditieren, und das sechs Tage in der Woche. Die *Kontrollgruppe* sollte gar nichts Besonderes tun (ihnen wurde gesagt, sie stünden auf einer Warteliste). Nach Ablauf der acht Wochen dauernden Studie wurden alle Versuchsteilnehmer gegen Grippe geimpft.

Bei den Teilnehmern der Meditationsgruppe zeigte sich im *Ruhezustand* eine stärkere Aktivität des hinteren linken Areals ihres Gehirns – jenes Bereichs, der für positive Emotionen und das Annäherungsverhalten zuständig ist – als bei den Probanden aus der Kontrollgruppe. Mit anderen Worten, selbst wenn sie nicht meditierten, hatte sich ihre positive Hirnaktivität verstärkt. Außerdem produzierte ihr Körper als Reaktion auf die Grippeimpfung mehr Antikörper als bei den Teilnehmern aus der Kontrollgruppe: Das Immunsystem der „Meditierenden" war gestärkt worden.

Immer mehr Studien weisen außerdem darauf hin, dass sich unser Gehirn auch durch eine Psychotherapie verändern lässt. Mit nur vier Stunden kognitiver Verhaltenstherapie, in denen unter einer Spinnenphobie (Arachnophobie) leidende Patienten mit Videos von Spinnen konfrontiert wurden, konnte beispielsweise erreicht werden, dass sich die Hirnaktivität dieser Patienten wieder der von nichtphobischen Personen anglich (Paquette et al., 2003).

Wir können uns also ändern! Und das nicht nur oberflächlich; wir sind im wahrsten Sinne des Wortes in der Lage, unser Gehirn umzuformen und so die Wahrscheinlichkeit maximal zu erhöhen, dass alle unsere Erlebnisse, alle Situationen, in denen wir uns befinden, automatisch nur auf positive neuronale Bahnen gelenkt und somit positiv beurteilt werden.

6
Das Glück in der Praxis

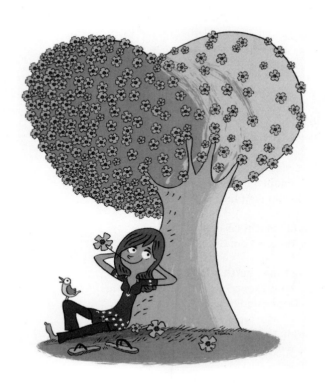

Inhaltsübersicht

37 Warum ist es besser, nichts zu wissen?
Die überraschende Macht der Ungewissheit 144

38 Sollten wir das gute, alte Tagebuch wieder hervorholen?
Wie es sich auf unser Glück auswirkt, wenn wir
Erlebnisse aufschreiben 147

39 Woran denken Sie vor dem Schlafengehen?
Projektionen in die Zukunft und das Glück 152

40 Lohnt sich der Besuch beim Psychotherapeuten?
Das Kosten-Nutzen-Verhältnis der Psychotherapie 154

41 Soll man sich jeden Morgen vor dem Spiegel sagen: „Du bist toll!"?
Wie sich Autosuggestion auf die Stimmung auswirkt ... 157

42 Machen Ferienreisen wirklich glücklich?
Reisen und Glück................................. 160

43 Was macht glücklicher: Sein Geld für sich selbst auszugeben oder für andere?
Großzügigkeit und Glück.......................... 162

44 Warum macht Lächeln glücklich?
Die Theorie vom Gesichts-Feedback 165

45 Gute Laune durch Sport?
Die Auswirkung körperlicher Bewegung
bei Depressionen................................. 168

46 Warum tut Meditation Ihnen gut?
Wie wir unseren Geist für das Glück trainieren
können... 171

6 Das Glück in der Praxis 143

47 Wie lässt sich Freude unter Laborbedingungen erzeugen?
Wissenschaftliche Methoden zur Herbeiführung positiver
Stimmung 175

48 Was tun Sie, wenn alles in bester Ordnung ist?
Die Reaktion des Partners und ihre Auswirkung
auf das Wohlbefinden 177

49 Warum können uns Werbeunterbrechungen im Fernsehen glücklicher machen?
Pausen wirken sich unerwartet positiv auf unser
Erleben aus 180

50 Wer nicht glücklich ist, sollte keine Weinseminare besuchen – aber warum?
Das Paradox der Kennerschaft.................... 181

51 Warum sollten wir dankbar sein?
Ein Dankbarkeitstagebuch steigert das Glück
und fördert die Gesundheit 184

52 Anstelle eines Schlusswortes eine letzte Frage: Warum tut Abwechslung not?
Bei der Intervention in der positiven Psychologie
sind Vielfalt und Timing wichtig 186

37 Warum ist es besser, nichts zu wissen?
Die überraschende Macht der Ungewissheit

Stellen Sie sich einmal vor, Sie fänden eines Morgens einen Scheck über einhundert Euro in Ihrem Briefkasten. Das wäre doch einmal eine nette Aufmerksamkeit, oder? Stellen Sie sich nun vor, Sie bekämen die Gelegenheit zu erfahren, wer den Scheck in den Briefkasten gelegt hat. Möchten Sie wissen, wer der großzügige Spender war? Wenn Sie jetzt wie die meisten von uns mit „Ja" antworten …, begehen Sie einen Fehler!

Untersuchungen haben nämlich ergeben, dass es sehr häufig besser ist, nicht zu wissen, warum uns etwas Angenehmes zustößt.

2005 haben Professor Wilson und seine Mitarbeiter einer Gruppe Studenten eine unvollständige Fassung des Films *Rudy* gezeigt, die wahre Geschichte eines jungen Mannes, der seinen Traum verwirklicht: in der Footballmannschaft seiner Universität zu spielen. Danach baten sie die Studenten, zwei kurze Schilderungen des Filmendes zu lesen. Der einen zufolge heiratete Rudy und gründete eine Familie; in der anderen ging er nach New York, um dort Vorträge zu halten. Der einen Hälfte der Versuchspersonen teilten die Wissenschaftler außerdem mit, dass die eine Fassung (die Wahl geschah willkürlich) die tatsächliche Geschichte Rudys wiedergebe, die andere aber das Leben seines Mannschaftskollegen beschreibe. Die zweite Hälfte der Teilnehmer erhielt keine Angaben und wusste also nicht, wie es mit Rudy und seinem Teamkollegen ausgegangen war. Dann wurde die Stimmung der Probanden ein erstes Mal gemessen und ein zweites Mal fünf Minuten später.

Es zeigte sich, dass die Studenten beider Gruppen bester Stimmung waren, kurz nachdem sie den Film gesehen hatten, dass aber fünf Minuten später nur diejenigen immer noch ebenso guter Laune waren, die nicht wussten, wie der Film wirklich ausging. Bei den anderen war die anregende Wirkung des Films rasch verflogen (Wilson et al., 2005).

Es ist manchmal überraschend, wie positiv sich Ungewissheit auswirken kann. Das zeigt auch die folgende Studie.

Kurtz, Wilson und Gilbert (2007) baten Studenten, ihnen zu sagen, welches von mehreren kleinen Geschenken sie für ihre Teilnahme an einem Versuch bevorzugen würden (beispielsweise eine Schachtel Pralinen, eine Einmalkamera, eine Kaffeetasse usw.). Danach teilte man ihnen mit, sie würden nach Abschluss der Untersuchung entweder
1. ihr bevorzugtes Geschenk (Gruppe „1 Geschenk/gewiss"),
2. eines der von ihnen bevorzugten Geschenke (Gruppe „1 Geschenk/ungewiss") oder
3. die beiden Geschenke, die sie am liebsten hätten (Gruppe „2 Geschenke/gewiss")

erhalten.

Wie im oben geschilderten Versuch hielt sich auch dieses Mal bei den Probanden der „ungewissen" Gruppe die gute Laune am längsten, nachdem sie erfahren hatten, welches Geschenk sie erwarten durften. Sicher zu sein, ein Geschenk zu erhalten, aber nicht zu wissen, welches, macht paradoxerweise glücklicher als zwei Präsente zu bekommen. Gut zu wissen, bevor Sie an Weihnachten *alle* Spielsachen kaufen, die auf dem Wunschzettel Ihrer Kinder stehen!

Warum fühlen wir uns länger gut, wenn wir im Ungewissen gelassen werden? Die Wissenschaftler nennen hierfür im Wesentlichen zwei Gründe: Zum einen erregt das, was wir nicht verstehen, unsere Aufmerksamkeit. Wenn ich Ihnen erzählte, mein Bruder, meine Schwester und ich hätten am selben Tag Geburtstag, würde Sie das sicherlich neugierig machen. Sobald ich Ihnen aber erklärte, dass wir Drillinge sind, wird die Geschichte gleich weniger interessant. Zweitens sind wir von Natur aus so angelegt, dass wir uns über Dinge, die wir nicht vollkommen begreifen oder die noch nicht abgeschlossen sind, Gedanken machen. Haben wir für ein Ereignis erst einmal eine Erklärung gefunden, können wir es in unserem Gedächtnis abspeichern und uns anderen Dingen zuwenden. Bleiben aber ein oder zwei Punkte offen (so wie eine unerledigte Aufgabe oder ein ungelöstes Rätsel), denken wir mit großer Wahrscheinlichkeit den ganzen Tag lang immer wieder daran.

In einer angenehmen Situation reicht es seltsamerweise schon aus, alle Umstände ihres Zustandekommens genau zu kennen, um unser Vergnügen daran zu schmälern. Und das gilt selbst dann, wenn die Informationen, über die wir verfügen, völlig überflüssig sind.

In einer ihrer Studien haben Wilson und Kollegen Studenten in einer Bibliothek angesprochen und ihnen eine 1-Dollarnote geschenkt, an der eine der beiden auf S. 147 abgebildeten Karten hing. Wie Sie feststellen können, enthalten beide Kärtchen genau die gleichen Informationen: den Namen der Organisation, der der Versuchsleiter angeblich angehörte (Gesellschaft des Lächelns), sowie deren Ziel (die Freundlichkeit durch nette Gesten zu fördern). Auf der einen Karte standen allerdings noch die Sätze: „Wer sind wir?" und „Warum tun wir das?". Diese beiden Sätze enthielten zwar keinerlei Zusatzinformationen, sollten aber bei den Studenten ein Gefühl des Verstehens auslösen. Einige Minuten später bat ein zweiter Versuchsleiter (der angeblich nichts mit dem ersten zu tun hatte) die Studenten, an einer kleinen Umfrage über das Leben an der Universität teilzunehmen. Unter anderem sollten sie angeben, wie sie sich in diesem Augenblick gerade fühlten.

Es stellte sich heraus, dass diejenigen, die das Kärtchen mit den Pseudoinformationen erhalten hatten, nicht so guter Laune waren wie die anderen. Offensichtlich reicht schon eine scheinbare Erklärung aus, und wir meinen zu verstehen, „worum es geht", und empfinden deshalb weniger Freude.

Das ist für Sie!

Die Gesellschaft des Lächelns
– eine studentische
Vereinigung

Wir möchten Gesten der
Freundlichkeit fördern.

**Wir wünschen Ihnen einen
guten Tag!**

Das ist für Sie!

Wer sind wir?

Die Gesellschaft des Lächelns – eine
studentische Vereinigung

Warum tun wir das?

Wir möchten Gesten der
Freundlichkeit fördern.

**Wir wünschen Ihnen einen
guten Tag!**

38 Sollten wir das gute alte Tagebuch wieder hervorholen?
Wie es sich auf unser Glück auswirkt, wenn wir Erlebnisse aufschreiben

Man glaubt gemeinhin, wir könnten unserem Kummer ein wenig von seiner belastenden Wirkung nehmen oder freudige Momente für immer festhalten, wenn wir unsere Gefühle aufschreiben. Das

Buch und der Film *Schokolade zum Frühstück – das Tagebuch der Bridget Jones* veranschaulichen diesen Gedanken auf vergnügliche Weise: Darin geht es um eine sympathische junge Frau in den Dreißigern, eine von vielen, die sich mithilfe ihres papiernen Freundes über ihre überschüssigen Kilos und die Enttäuschungen in der Liebe hinwegtröstet.

Haben also Blogger und junge Mädchen Recht, wenn sie all ihre Freuden und Sorgen den Seiten und Websites anvertrauen? Sollten wir unser gutes altes Tagebuch wieder hervorholen?

Das haben Sonja Lyubomirsky und ihre Kollegen in einer Reihe von drei Versuchen getestet (Lyubomirsky, Sousa & Dickerhoof, 2006).

Zunächst haben sie erfasst, inwiefern es das Wohlbefinden beeinflusst, wenn wir unsere schlimmsten Erfahrungen im Leben aufschreiben oder an sie denken. Zu diesem Zweck baten sie etwa 100 Studenten, mehrere Fragebögen auszufüllen, mit denen festgestellt werden sollte, wie zufrieden sie im Leben waren und wie häufig sie unter bestimmten körperlichen Symptomen litten (z. B. Kopfschmerzen, Bauchschmerzen, Allergien usw.).

Danach wurden die Versuchspersonen willkürlich in drei Gruppen eingeteilt. Die erste Gruppe erhielt die Aufgabe, sich an drei aufeinander folgenden Tagen jeweils 15 Minuten lang schriftlich über die drei schlimmsten Erfahrungen in ihrem Leben zu äußern. Die Probanden aus der zweiten Gruppe sollten in dieser Zeit lediglich an derartige Ereignisse denken. Eine dritte Gruppe diente als Kontrollgruppe und hatte nichts Besonderes zu tun. Einen Monat später wurden alle Versuchspersonen erneut kontaktiert.

Zu Beginn der Untersuchung hatten die verschiedenen Gruppen keinerlei signifikante Unterschiede hinsichtlich Gesundheit und Zufriedenheit im Leben aufgewiesen, doch nach Ablauf von vier Wochen zeigte sich, dass sich sowohl die Zufriedenheit als auch der Gesundheitszustand derjenigen Teilnehmer im Vergleich zu den anderen verbessert hatten, die ihre traumatischen Erlebnisse aufschreiben sollten. Dagegen hatte sich die Grundstimmung der Probanden verschlechtert, die nur an die schlimmsten Augenblicke in ihrem Leben gedacht hatten.

Es trifft also zu, dass wir belastende Erfahrungen lieber aufschreiben sollten, anstatt immer wieder darüber nachzugrübeln. Aber wie sieht es mit unseren Freuden aus, etwa dem ersten Kuss und anderen positiven Höhepunkten?

In einer zweiten, der Form nach ähnlichen Studie haben Lyubomirsky und ihre Kollegen das oben geschilderte Experiment wiederholt, aber diesmal ihre Versuchspersonen gebeten, ihre schönsten Erinnerungen aufzuschreiben oder an sie zu denken. Die Ergebnisse dieser zweiten Studie fielen genau entgegengesetzt aus: Bei denjenigen, die drei Tage lang an ihre schönsten Erlebnisse dachten, stieg die Zufriedenheit, das Aufschreiben indes wirkte sich negativ auf das Wohlbefinden aus.

Warum kommt es zu derart gegensätzlichen Auswirkungen, wenn wir uns an positive oder negative Erlebnisse erinnern oder wenn wir sie aufschreiben? Den Autoren zufolge hängt dies damit zusammen, dass wir mit Informationen unterschiedlich umgehen müssen, je nachdem, ob wir sie zu Papier bringen oder sie uns nur vorstellen. Zum Aufschreiben gehört, dass wir die Information systematisch behandeln und aufbereiten müssen („Was ist geschehen?", „Wie?", „Wer war dabei?", „Warum?"), um die Botschaft verständlich zu machen. Lassen wir das Geschehen hingegen nur noch einmal im Geiste Revue passieren, müssen wir unsere Gedanken nur wenig (oder auch gar nicht) ordnen. Die Gedanken wandern dann frei von einem Teil der Erinnerung zum anderen.

Wenn wir über ein traumatisches Erlebnis schreiben, können wir seine Ursachen und seinen Ablauf folglich leichter aufarbeiten. Das hilft uns wiederum, das Ereignis zu verstehen und sozusagen „das Kapitel abzuschließen". Denken wir dagegen nur an ein negatives Geschehen, kommen die damit verbundenen negativen Gefühle wieder an die Oberfläche, ohne dass wir denselben Abstand zu ihnen gewinnen können.

Bei den positiven Gefühlen scheint sich dieser Abstand allerdings schädlich auszuwirken. Aufgrund der mit dem Aufschreiben zwangsläufig verbundenen Analyse erkennen wir nämlich auch die Ursachen für unsere Freuden oder unseren Erfolg leichter, und das nimmt ihnen das Spontane oder Überraschende. Wir gelangen dann beispielsweise zu der Einsicht, das uns Widerfahrene sei „völlig angemessen", oder aber wir befürchten, unsere positiven Gefühle würden nicht ewig bestehen bleiben. Solche Gedanken beeinträchtigen die Intensität der Freude. Erleben wir das Geschehen hingegen in der Fantasie noch einmal, so wirkt sich das günstig aus, denn in diesem Fall müssen wir nicht nach den Gründen suchen (siehe oben).

Zusammenfassend ließe sich also sagen, dass es offensichtlich unserem Wohlbefinden und unserer Gesundheit zuträglich ist, wenn wir unseren Kummer einem Tagebuch anvertrauen oder unsere Sorgen einfach aufschreiben. Viele Trainer und Therapeuten raten aber davon ab, positive Emotionen im Tagebuch festzuhalten.

Aber gibt es, einmal abgesehen vom Aufschreiben an sich, eine besonders vorteilhafte Art, Tagebuch zu führen? Spielt es eine Rolle, welche Wörter wir benutzen?

Professor James Pennebaker, der einen großen Teil seiner Forschungen den positiven Auswirkungen des Schreibens gewidmet hat, hat vor kurzem ein Computerprogramm zur Textanalyse entwickelt, mit dem sich diese Frage ansatzweise beantworten lässt.

Mit dem Linguistic Inquiry and Word Count (LIWC) ist es möglich, die Wörter in einem Text zu zählen und sie in mehr als 70 Kategorien einzuordnen, wie etwa:

1. emotionale Wörter („glücklich", „traurig", „die Nase voll haben" usw.),
2. kognitive Begriffe („verstehen", „denken", „sich fragen" usw.),
3. soziale Begriffe („sprechen", „Familie", „sie" usw.),
4. biologische Termini („Hände", „Wangen", „Augen" usw.)
5. und so fort.

Die mithilfe dieses Programms analysierten Aufzeichnungen (oder schriftlich festgehaltenen mündlichen Äußerungen) einer Person zeigen, wie häufig bestimmte Wörter verwendet werden und wie sich deren Gebrauch entwickelt.

Mit diesem neuen Programm wollten Campbell und Pennebaker herausfinden, was genau sich beim Schreiben positiv auf die Gesundheit auswirkt und insbesondere, ob die Art der verwendeten Wörter dabei eine Rolle spielt (Campbell & Pennebaker, 2003). Für ihre Analyse griffen sie erneut auf die Daten aus drei wissenschaftlichen Studien zurück, die einen positiven Einfluss des Schreibens auf die Gesundheit belegt hatten. Alle drei Untersuchungen waren nach dem gleichen Muster durchgeführt worden: Die willkürlich auf zwei Gruppen verteilten Probanden sollten an vier aufeinander folgenden Tagen entweder die Erlebnisse aufschreiben, die sie am stärksten traumatisiert hatten, oder aber harmlose Dinge des täglichen Lebens. Danach wurde registriert, wie häufig die Versuchspersonen in den folgenden Monaten einen Arzt aufsuchten. Die Zahl der Arztbesuche fiel bei denen, die ihre traumatisierenden Erlebnisse aufschreiben sollten, signifikant niedriger aus.

Wie sind die festgestellten positiven Effekte auf die Gesundheit zu erklären? Campbell und Pennebaker haben sich alle von den Teilnehmern erstellten Texte noch einmal vorgenommen und sie mithilfe ihrer Software analysiert.

Zu ihrer großen Überraschung stellten die Forscher fest, dass es nicht die Äußerung von Gefühlen an sich war, die sich positiv auswirkte: Zwischen der Anzahl (oder der Entwicklung) der verwendeten Wörter mit emotionalem Gehalt und dem verbesserten Gesundheitszustand ließ sich kein Zusammenhang herstellen. Anders ausgedrückt, eine kathartische Wirkung des Schreibens scheint es nicht zu geben. Das LIWC-Programm zeigte jedoch, dass der Gebrauch von Personalpronomen („ich", „du", „er", „sie", „wir" usw.) eine ganz wesentliche Rolle spielte. Die Probanden, deren Gesundheitszustand sich nach vier Tagen Schreiben gebessert hatte, hatten die meisten Pronomen verwandt. Sie begannen beispielsweise am ersten Tag mit „ich", gingen dann am zweiten zum „sie" über usw. Der Wechsel im Gebrauch der Pronomen zeigt, dass der Schreibende anfängt, die von ihm geschilderte Situation aus verschiedenen Blickwinkeln zu betrachten, er beginnt, sich unterschiedlich zu positionieren,

Ebenso stellte sich heraus, dass die Probanden in den folgenden Monaten seltener einen Arzt aufsuchten, wenn sie in ihrem Tagebuch häufig Wörter verwendet hatten, die Kausalzusammenhänge ausdrücken („weil", „folglich", „wegen" usw.).

Fazit

Die Sprache bildet die Grundlage für die menschliche Kommunikation, und sie ist der Filter, durch den wir die uns umgebende Welt wahrnehmen, kennen lernen und verstehen. Die Feststellung überrascht also nicht, dass der Gebrauch der Wörter eng mit unseren Gedanken, Gefühlen und Verhaltensweisen verbunden ist. Die angeführten Studien lassen vermuten, dass es unsere Gesundheit und unser Wohlbefinden fördert, wenn wir Erlebtes aufschreiben. Die Forschung empfiehlt uns deshalb, unser Tagebuch wieder hervorzuholen. Doch aufgepasst: Wenn wir unsere negativen Erinnerungen schriftlich festhalten, dürfen wir sie nicht einfach noch einmal „durchkauen", sondern wir sollten uns beim Schreiben aktiv bemühen, das Geschehene aus verschiedenen Perspektiven zu beleuchten und die Ursachen und Folgen des Erlebten zu ergründen. Unsere positiven Erlebnisse sollten wir dagegen lieber nicht aufschreiben, denn sonst geht möglicherweise ihr Reiz verloren … Aber nichts hindert uns daran, die glücklichen Momente in unserem Leben noch einmal vor unserem inneren Auge Revue passieren zu lassen.

39 Woran denken Sie vor dem Schlafengehen?
Projektionen in die Zukunft und das Glück

Der Mensch ist das einzige Lebewesen auf Erden, das in der Lage ist, sich seine eigene Zukunft vorzustellen. Und diese Fähigkeit ist so weit entwickelt, dass wir tatsächlich ein Achtel unseres Denkens darauf verwenden, uns die Zukunft auszumalen.

Angesichts der vielen Zeit, die wir mit Projektionen verbringen, überrascht es nicht, dass deren Inhalt unser Wohlbefinden erheblich beeinflussen kann. Eines der wichtigsten Merkmale einer Depression ist offenbar die Unfähigkeit, sich seine eigene Zukunft positiv vorzustellen. Bittet man beispielsweise depressive Personen, in weniger als drei Minuten möglichst viele positive Dinge aufzuzählen, die ihnen zustoßen könnten, so nennen sie nur ein Drittel so viele Ereignisse wie nichtdepressive Menschen: Die depressiven Patienten kommen auf etwa fünf, die nichtdepressiven dagegen auf fünfzehn Ereignisse (MacLeod & Salaminiou, 2001).

Ausgehend von dieser Erkenntnis haben wir an der Universität Lüttich eine kleine, sehr einfache Übung entwickelt, die es ermöglicht, unser Glücksgefühl zu steigern: Man muss sich nur jeden Abend vor dem Schlafengehen vier positive Ereignisse vorstellen, die am folgenden Tag eintreten könnten.

Die folgende Untersuchung liefert den wissenschaftlichen Beweis für die positive Wirkung dieses Vorgehens (Quoidbach, Wood & Hansenne, 2009).

Mithilfe verschiedener Fragebögen haben wir ermittelt, wie zufrieden sich 106 erwachsene Versuchspersonen fühlten. Danach teilten wir sie nach dem Zufallsprinzip in drei Gruppen ein: in eine Gruppe mit „positiven Projektionen", eine Gruppe mit „neutralen Projektionen" und in eine Kontrollgruppe.

Die Versuchspersonen der „positiven" Gruppe sollten sich zwei Wochen lang jeden Abend vier positive Situationen ausmalen, die am folgenden Tag eintreten könnten. Wir gaben ihnen die folgende Anweisung: „Versuchen Sie, sich so genau wie möglich vier positive Dinge vorzustellen, die ihnen realistischerweise am folgenden Tag passieren könnten. Sie dürfen dabei an alle möglichen Ereignisse denken, von den kleinen Freuden des Alltags bis hin zu sehr viel wichtigeren Geschehnissen."

Auch die Teilnehmer der „neutralen" Gruppe sollten sich täglich etwas vorstellen, allerdings sollte es sich dabei um neutrale Dinge handeln, die in der Zukunft eintreten würden, etwa Duschen, Schuhe zubinden oder Zähneputzen.

Um sicherzugehen, dass diese Übungen auch korrekt ausgeführt wurden, sollten sich die Teilnehmer beider Gruppen täglich zwischen 20 Uhr und Mitternacht auf einer Internetsite einloggen und dort ihre Projektionen beschreiben.

Die Probanden der Kontrollgruppe schließlich füllten lediglich die verschiedenen Fragebögen aus und mussten sich nichts vorstellen.

Zwei Wochen später befragten wir alle Versuchsteilnehmer erneut über ihre Zufriedenheit. Wie wir vermutet hatten, fühlten sich die Teilnehmer der „positiven" Gruppe deutlich glücklicher, die Zufriedenheit der Probanden aus der „neutralen" Gruppe sowie der Kontrollgruppe war dagegen unverändert geblieben.

Wie diese Studie beweist, reicht manchmal schon eine Kleinigkeit aus, um sich glücklicher zu fühlen. In nur zwei Wochen lassen sich positive Resultate erzielen, wenn wir unseren Optimismus mit kleinen, sehr einfachen Ritualen pflegen. Und nun sind Sie an der Reihe: Wie stellen Sie sich Ihren morgigen Tag vor? Woran denken Sie, bevor Sie heute Abend schlafen gehen?

40 Lohnt sich der Besuch beim Psychotherapeuten?
Das Kosten-Nutzen-Verhältnis der Psychotherapie

Wie viel Nutzen bringt eine Psychotherapie für das Wohlbefinden? Lohnt es sich, sein Geld in eine Psychotherapie zu investieren, und fühlt man sich hinterher besser?

Einmal abgesehen davon, dass es sich hierbei um eine ganz persönliche Entscheidung handelt, ist diese Frage nämlich keineswegs trivial. Nehmen wir z. B. die Justiz: Wenn es vor Gericht um Wiedergutmachungsangebote geht, sind diese meist finanzieller Art. Das heißt, die Richter haben tagtäglich darüber zu entscheiden, wie viel ein seelisches Leid wert ist, das einem Menschen zugefügt wurde. Doch ist es nun besser, das Geld direkt ausgezahlt zu bekommen, oder sollte man den Gegenwert lieber in Form von Therapiesitzungen erhalten?

> Dieser Frage sind die britischen Forscher Chris Boyce und Alex Wood (2010) nachgegangen. Sie haben dazu eine riesige Datenmenge analysiert, die Informationen über den Zufriedenheitsgrad von Tausenden Personen enthielt. Auf diese Weise war es ihnen möglich zu berechnen, wie sich die Zufriedenheit von Personen nach einer Therapie entwickelt und diese Entwicklung mit der Zufriedenheit zu vergleichen, die eintritt, wenn jemand plötzlich einen Einkommenszuwachs erhält, etwa durch einen Lottogewinn oder eine Gehaltserhöhung. Aus ihren Ergebnissen geht vor allem eines hervor: Eine Therapie ist insgesamt sehr nützlich. Denn den Forschern zufolge müsste man mehr als 32 000 Euro zusätzlich verdienen, um sich im selben Maße besser zu fühlen wie nach einer viermonatigen Therapie (deren Kosten auf circa 1000 Euro veranschlagt werden)! Das Kosten-Nutzen-Verhältnis einer Psychotherapie, die uns glücklicher machen soll, fiele demnach 32-mal günstiger aus als bei einer Einkommenserhöhung.

Diese Untersuchung wirft zahlreiche Fragen hinsichtlich der Funktionsweise unseres Rechtssystems auf. Wurde eine Person verletzt oder traumatisiert, besteht die Wiedergutmachungsleistung mangels anderer Möglichkeiten gewöhnlich in einer finanziellen Entschädigung. Die oben angeführten Ergebnisse belegen jedoch, dass dies ein ineffizientes Verfahren ist. Wenn die finanzielle Entschädigung nicht unmittelbar erfolgt – was in Europa nur selten der Fall ist – , ließe sich das Leid der Opfer nämlich tatsächlich sehr viel wirksamer mildern, wenn die Gerichte ihnen stattdessen eine psychotherapeutische Behandlung ermöglichten.

Die folgende Tabelle (sie beruht auf den Arbeiten von Oswald & Powdhavee, 2008) veranschaulicht dies, auch wenn sie Ihnen auf den ersten Blick „unmenschlich" erscheinen mag. Indem sie die Entwicklung der Zufriedenheit von tausenden Personen über viele Jahre hinweg analysierten, war es den Forschern möglich, mittels besonders komplexer mathematischer Modelle zu berechnen, wie viel der Verlust eines uns nahestehenden Menschen unter psychologischen Gesichtspunkten kostet. So haben sie errechnet, wie viel Geld wir *theoretisch* zusätzlich verdienen müssten, um die durch den Verlust eines uns nahestehenden Menschen bewirkte Minderung unseres Wohlbefindens auszugleichen. Zum Vergleich dazu haben wir angegeben, wie viele Monate einer Therapie schätzungsweise notwendig wären, um den gleichen Effekt zu erzielen.

Trauma	Theoretisch notwendiges zusätzliches Einkommen im Jahr, um die Minderung des Wohlbefindens auszugleichen	Anzahl der notwendigen Therapiemonate (à 300 Euro)
Verlust eines Ehepartners	300 000 Euro	31 Monate (9 400 Euro)
Verlust eines Kindes	210 000 Euro	22 Monate (6 600 Euro)
Verlust eines Elternteils	120 000 Euro	13 Monate (3 750 Euro)
Verlust eines Freundes	75 000 Euro	8 Monate (2 350 Euro)

Oswald und Powdhavee weisen darauf hin, dass die englischen Gerichte als Ausgleich für den Verlust eines Ehepartners im Schnitt 15 000 Euro vorsehen, also 20-mal weniger als das, was die Forscher als theoretische Kosten veranschlagt haben!

Noch größere Bedeutung hat diese Studie außerdem für das öffentliche Gesundheitswesen. Überall auf der Welt streben die Regierungen ökonomisches Wachstum an, weil sie glauben, damit gehe auch ein gesteigertes Wohl der Bürger einher. Finanzielle Gewinne führen jedoch, wie diese Studie zeigt, nur in sehr geringem Maß zu mehr Zufriedenheit. Und obwohl in den westlichen Ländern die monatlichen Einkommen erheblich gestiegen sind, leben die Menschen dort keineswegs glücklicher (siehe Abschnitt 20). Schlimmer noch, Forschungen belegen, dass es mit der seelischen Gesundheit fast überall auf der Welt bergab geht. In den USA liegt heute die Depressionsrate beispielsweise schon bei 40,5 Prozent, in den 1960er Jahren betrug sie dagegen noch 29,5 Prozent! Anstatt um jeden Preis nach Wachstum zu streben, sollten sich unsere Regierungen vielleicht besser darum kümmern, den Zugang zu psychologischer Betreuung und zu den Zentren für seelische Gesundheit zu erleichtern?

41 Soll man sich jeden Morgen vor dem Spiegel sagen: „Du bist toll!"?
Wie sich Autosuggestion auf die Stimmung auswirkt

„Ich werde von Tag zu Tag in jeder Hinsicht besser." Dieses Mantra sollten wir uns 20-mal am Tag wiederholen, riet der Vater des positiven Denkens und der Autosuggestion, Émile Couet. Die Couet-Methode hat ihre Anhänger. In diesem Augenblick, da Sie diese Zeilen lesen, stehen gerade Tausende von Menschen vor dem Spiegel in ihrem Badezimmer und sagen sich immer wieder, dass sie schön, kompetent und ganz toll sind. Vom Staubsaugervertreter, der gleich den lieben langen Tag von Haustür zu Haustür ziehen wird, bis hin zum jungen Universitätsabsolventen, der sich auf sein erstes Vorstellungsgespräch vorbereitet – viele glauben an die Macht der Autosuggestion und wiederholen sich in Endlosschleifen positive Bestätigungen, weil sie hoffen, dass sie wahr werden.

Aber ist das sinnvoll? Kanadische Forscher haben die Wirkung solcher Autosuggestionen wissenschaftlich überprüft und sind zu ganz überraschenden Ergebnissen gelangt: Für viele von uns können sich solche positiven Selbstbestätigungen als schädlich erweisen.

Joanne Wood und ihre Kollegen von der Universität von Waterloo (2009) haben zunächst 60 Studenten einem Persönlichkeitstest unterzogen, um zu sehen, wer von ihnen ein hohes und wer ein eher geringes Selbstwertgefühl besaß. Anschließend baten sie die Versuchspersonen, vier Minuten lang alles aufzuschreiben, was ihnen in den Sinn kam. Die Hälfte der Probanden erhielt zusätzlich die Anweisung, sich jedes Mal, wenn eine kleine Glocke ertönte (etwa alle 15 Sekunden), innerlich zu sagen: „Ich bin jemand, der bei anderen beliebt ist." Nachdem die Studenten mit dem Schreiben fertig waren, maßen die Wissenschaftler auf indirekte Weise, in welcher Stimmung sie sich befanden. Sie sollten schätzen, wie hoch die Wahrscheinlichkeit liegt, dass bestimmte Ereignisse im Laufe eines Lebens eintreffen (beispielsweise „Wie hoch ist der Prozentsatz der Menschen, die im Alter von 30 Jahren ihre große Liebe gefunden haben?", „Wie viel Prozent der Menschen üben mit 40 Jahren einen Beruf aus, den sie lieben?" usw.). Diese indirekte Messung der Stimmung – gut gelaunte Menschen tendieren zu der Auffassung, dass positive Ereignisse häufiger eintreten – hat den Vorteil, nicht durch die Erwartungen der Versuchsteilnehmer hinsichtlich der Ziele der Untersuchung beeinflusst zu werden.

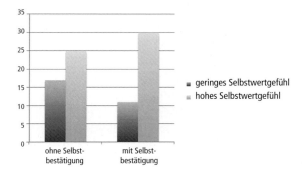

Die in der Grafik dargestellten Ergebnisse belegen es: Bei den Teilnehmern, deren Persönlichkeitsprofil einen hohen Grad an Selbstwertgefühl aufwies, wirkte es sich zwar leicht positiv auf ihre Stimmung aus, wenn sie sich immer wieder sagten, wie beliebt sie seien, doch den weniger selbstsicheren Probanden hatte diese Übung ganz eindeutig geschadet.

Aus dieser Studie geht also hervor, dass die Macht positiver Autosuggestion nur bei Personen wirkt, die ohnehin schon eine hohe Meinung von sich haben. Ironischerweise hat sie bei den anderen, die doch eine Bestätigung am meisten nötig haben, negative Auswirkungen!

Wie lässt sich dieses seltsame Phänomen erklären?

Wood und Mitarbeitern zufolge nehmen wir Komplimente nur dann an, wenn wir sie auch mehr oder weniger verdienen. Wenn also ein Freund Ihr ganz außergewöhnliches Kochtalent lobt, wo Sie doch kaum in der Lage sind ein Frühstücksei zuzubereiten, werden Sie das Kompliment höchstwahrscheinlich erstens zurückweisen, und zweitens werden Ihnen viele Beispiele einfallen, die genau das Gegenteil beweisen (wie war das damals, als Sie beim Kuchenbacken fast die ganze Küche in Brand gesteckt haben …?). Die gleichen Mechanismen werden ausgelöst, wenn wir uns selbst positive Sätze vorsagen. Wiederholen sich Menschen mit geringem Selbstwertgefühl immer wieder, wie schön, intelligent und fantastisch sie doch sind, so rufen sie damit unfreiwillig zahlreiche Erinnerungen an Gegenbeispiele wach („Ich bin kompetent … aber doch nicht im gleichen Maß wie Peter.", „Ich bin attraktiv … nur damals nicht, als mich niemand zum Tanzen auffordern wollte." usw.).

Fazit

Auch wenn Hunderte von Büchern und Zeitschriften oder unzählige Gurus der Persönlichkeitsentwicklung uns dazu raten, lässt die Forschung vermuten, dass es keinen Sinn hat, vor dem Spiegel immer wieder den Bizeps spielen zu lassen und daran glauben zu wollen, man sei der Stärkste. Diese Art der Selbstbestätigung funktioniert nur dann, wenn wir bereits vorher von unseren Qualitäten überzeugt waren. Schlimmer noch, möglicherweise untergräbt sie sogar unsere Stimmung. Wieder einmal ein Beweis dafür, dass die wissenschaftliche Glücksforschung und weit verbreitete Volksweisheiten nicht immer übereinstimmen ...

42 Machen Ferienreisen wirklich glücklich?
Reisen und Glück

Beim Gedanken an das Glück liegt die Vorstellung von weißen Sandstränden, von Wanderungen im Gebirge oder Abstechern nach New York, Paris oder Mailand nahe, denn Reisen und Ferien im Ausland gehören zu unseren Klischeevorstellungen von Glück. In unseren westlichen Gesellschaften verbringen die meisten Menschen ihre Ferien im Ausland. Und die Zahl steigt ständig. Fernreisen sind so üblich geworden, dass der Welttouristikverband heute bereits die Zahl der Touristen, die im Jahr 2020 auf einem ausländischen Flughafen aus dem Flieger steigen werden, auf 16 Milliarden schätzt.

Aber macht uns das Reisen wirklich glücklich? Ist derjenige, der in den Ferien verreist, bei seiner Rückkehr beglückter und erfüllter als sein Nachbar, der den Sommer ganz ruhig und gemütlich zu Hause verbracht hat?

> Dieser Frage sind Jeroen Nawijn und seine Kollegen von der Erasmus-Universität Rotterdam nachgegangen (Nawijn et al., 2010). Sie haben die Daten aus einer groß angelegten Erhebung analysiert, bei der niederländische Haushalte über mehrere Jahre hinweg befragt wurden.

Für ihre Untersuchung wählten sie circa 1530 erwachsene Personen aus. Die Versuchsteilnehmer sollten jede Woche verschiedene Fragen beantworten, unter anderem auch solche zu ihrer allgemeinen Zufriedenheit. Kurz vor Beginn der Ferienzeit wurde in den Fragebögen auch nach den Urlaubsplänen gefragt und gegebenenfalls um Angaben zu den nächsten Reisen gebeten. So war es den Wissenschaftlern möglich, den Zufriedenheitsgrad der Probanden vor und nach ihren Reisen mit dem derjenigen Personen zu vergleichen, die zu Hause geblieben waren.

Es stellte sich heraus, dass sich diejenigen, die in den Ferien verreisten, für glücklicher erachteten als die anderen, die zu Hause blieben ... allerdings nur vor Antritt der Reise! Nach ihrer Rückkehr war kein Unterschied zwischen den Gruppen mehr festzustellen. Anders ausgedrückt, die mit dem Reisen verbundenen Freuden beschränken sich eher auf die Vorfreude auf die Ferien (wir träumen von unseren Urlaubszielen, wir werden Neues kennenlernen, wir können vor unseren Freunden „angeben" usw.) und sind nicht mit den Ferien an sich verbunden. Nach ihrer Rückkehr verfallen die Menschen nämlich offensichtlich gleich wieder in ihren Alltagstrott, so dass sie
1. nicht glücklicher sind als diejenigen, die zu Hause geblieben sind, und
2. sich nicht besser fühlen als vor Antritt der Reise.

Den Forschern zufolge gibt es aber auch Ausnahmen. Wer absolut stressfreie Ferien verlebt hat, fühlt sich nach der Reise glücklicher. Dieser „Auftriebseffekt" hält allerdings leider nur zwei Wochen an.

Was lernen wir aus dieser Untersuchung? Eine Ferienreise an sich macht uns nicht glücklicher, die Vorfreude dagegen stärkt unser Glück offenbar ganz erheblich. Zwei oder drei Kurzreisen über das Jahr verteilt sind deshalb sicherlich unserem Wohlbefinden zuträglicher als nur eine große Reise. Wenn die Ferien unser Glücksniveau dauerhaft (zumindest für einige Wochen) anheben sollen, so liegt der Schlüssel zum Erfolg anscheinend darin, sie absolut stressfrei zu gestalten. Darüber sollten Sie gründlich nachdenken, bevor Sie Ihre Kinder in Museen für zeitgenössische

Kunst schleppen oder ein Hotelzimmer reservieren, ohne sich zuvor zu vergewissern, dass Sie später nicht von Pressluftgehämmer geweckt werden.

43 Was macht glücklicher: Sein Geld für sich selbst auszugeben oder für andere?
Großzügigkeit und Glück

Heute ist Ihr Glückstag! Sie haben gerade 50 Euro auf der Straße gefunden. Was können Sie mit dem Geld anfangen, um sich eine möglichst große Freude zu bereiten? Sollen Sie sich eine Massage gönnen, eine Fußpflege oder lieber ein gutes Essen …?

Wenn wir Professor Elizabeth Dunn von der Universität British Columbia Glauben schenken, wird nichts dergleichen Sie so glücklich machen wie die Entscheidung, mit dem Geld ein Geschenk für einen Freund zu kaufen oder es für wohltätige Zwecke zu spenden. Das jedenfalls hat sie in einer inzwischen weltweit bekannt gewordenen Studie herausgefunden (Dunn, 2008). Sein Geld für andere auszugeben, macht glücklicher, als es für eigene Zwecke zu verwenden.

> Dunn und ihr Team haben in einer repräsentativen Stichprobe mehr als 600 Amerikaner gebeten einzuschätzen, wie zufrieden sie sind, sowie anzugeben, wie viel Geld sie monatlich für ganz persönliche Dinge (Kredite, Freizeit, Ausgehen, Geschenke für sich selbst) ausgeben und wie viel für „pro-soziale" Zwecke (Geschenke für andere, Einladungen ins Restaurant, Spenden an karitative Einrichtungen usw.). Es zeigte sich, dass ausschließlich die sozialförderlichen Ausgaben mit dem Gefühl der Zufriedenheit in Verbindung standen. Je mehr Geld die befragten Personen für andere ausgaben, umso glücklicher schätzten sie sich ein, und das unabhängig von der Höhe ihres Grundeinkommens. Die persönlichen Ausgaben hingegen blieben ohne Einfluss auf das Glück.

Diese Ergebnisse wurden in einer zweiten Studie bestätigt. Diesmal maß man zunächst, wie glücklich sich ungefähr 20 Manager einen Monat vor Erhalt einer größeren Jahresabschlussprämie fühlten (etwa 5000 Dollar), und wiederholte die Messung zwei Monate später noch einmal. Wieder errechneten die Forscher, wie viel von der Prämie die Manager jeweils für sich persönlich und wie viel sie für andere ausgegeben hatten. Zu Beginn der Untersuchung war der Zufriedenheitsgrad der Probanden relativ gleich ausgefallen, doch bei der zweiten Messung fühlten sich nur diejenigen glücklicher, die einen Teil ihrer Prämie für andere ausgegeben hatten (Geschenke, karitative Zwecke usw.). Mit anderen Worten, je höher der Anteil der pro-sozialen Ausgaben, umso glücklicher waren die Versuchsteilnehmer.

Offensichtlich macht es uns glücklicher, wenn wir großzügig sind. Aber aus den oben geschilderten Untersuchungen könnte man auch den umgekehrten Schluss ziehen: Je glücklicher wir sind, umso großzügiger erweisen wir uns.

Um festzustellen, ob Großzügigkeit wirklich die Ursache für Glück ist und nicht umgekehrt, bat Dunn etwa 50 Studenten anzugeben, wie zufrieden sie sich an einem frühen Morgen fühlten. Danach erhielten die Versuchspersonen jeweils einen Briefumschlag mit entweder fünf oder zwanzig Dollar darin. Dieses Geld sollten sie ausgeben und damit entweder sich selbst oder anderen eine Freude bereiten. Am Ende des Tages zeigte sich, dass sich diejenigen, die das Geld für andere verwendet hatten, glücklicher fühlten als die anderen, die sich selbst „etwas gegönnt" hatten. Noch interessanter ist, dass es gar nicht viel Geld sein muss: Ein Geschenk für fünf Dollar hat die gleiche positive Wirkung wie eines für zwanzig Dollar.

Geld macht nicht unbedingt immer glücklich (siehe Abschnitt 20), doch die Arbeiten von Dunn zeigen, dass wir auf jeden Fall von unserem Reichtum profitieren können ..., wenn wir unser Geld für andere ausgeben. Fragt man aber die Leute, welche der vier beschriebenen Situationen des Experiments sie ihrer Meinung nach am glücklichsten machen würde, entscheiden sich paradoxerweise nur 35 Prozent dafür, mit dem Geld anderen eine Freude zu bereiten.

Haben Sie noch irgendwo fünf Euro in der Hosentasche stecken? Nun, dann wissen Sie jetzt, was Sie damit zu tun haben …

Auch in der Unternehmenswelt wird der positive Effekt der Großzügigkeit unterschätzt

Aus einer Studie der Harvard Business School, an der ich mitwirken durfte, geht hervor, dass es auch für die Leitung von Unternehmen von großem Interesse wäre, ihr Prämiensystem zu überdenken, um die Großzügigkeit zu fördern (Norton, Anik, Aknin, Quoidbach & Dunn, 2010).

14 Teams von Pharmareferenten eines großen belgischen Unternehmens wurden willkürlich in zwei Gruppen eingeteilt. Die Versuchspersonen in der ersten Gruppe erhielten jeweils 15 Euro und wurden angewiesen, sich mit diesem Geld in der folgenden Woche eine kleine Freude zu machen. Die Teilnehmer der anderen Gruppe bekamen ebenfalls 15 Euro, sollten das Geld aber dafür ausgeben, irgendeinem Arbeitskollegen eine Freude zu bereiten. Eine Woche vor und eine Woche nach dem Experiment wurde außerdem der Zufriedenheitsgrad der Probanden ermittelt. Genau wie in der Untersuchung von Dunn fühlten sich die Pharmareferenten, die das Geld für andere ausgegeben hatten, in der Woche nach dem Versuch deutlich glücklicher als die anderen, die sich selbst „etwas gegönnt" hatten. Überraschender und für die Firmenleitung interessant war aber, dass die Verkaufszahlen nach dem Experiment erheblich angestiegen waren, allerdings nur in den pro-sozialen Teams. Betrachtet man den Verkaufsgewinn (d. h. das Verhältnis von eingesetztem Geldbetrag zu dem damit erzielten Ertrag), so flossen von einem Euro, der für „persönliche" Zwecke ausgegeben wurde, nur 30 Cent zurück (also ein Verlust von 70 Prozent), für einen „pro-sozial" eingesetzten geschenkten Euro kamen aber 4,21 Euro zurück (und somit ein Gewinn von 421 Prozent)!

44 Warum macht Lächeln glücklich?
Die Theorie vom Gesichts-Feedback

Wissen Sie, was Gesichts-Feedback ist? Das ist die Theorie, wonach unser Körper und insbesondere unsere Gesichtsmuskeln Informationen an unser Gehirn senden, die dieses dann seinerseits deutet. Im Büro erzählt Ihnen beispielsweise jemand den neuesten Witz, und das veranlasst Ihr Gehirn, die Gesichtsmuskeln zu aktivieren. Diese Muskeln, die das Lächeln unterstützen, senden nun ihrerseits Informationen an das Gehirn, und das deutet sie folgendermaßen: „Wenn ich lächele, muss das Gehörte witzig sein."

Einfaches Lächeln macht uns also möglicherweise glücklich. Sehen wir, wie die Forschung diese These bewiesen hat.

In einer Studie, die heute schon Kultstatus besitzt, haben Strack, Martin und Stepper (1988) etwa einhundert Versuchspersonen gebeten, sich einen lustigen Zeichentrickfilm anzusehen und dabei entweder einen Bleistift zwischen den Zähnen festzuhalten (was ein Lächeln simuliert) oder aber ihn zwischen die Lippen zu klemmen (dann sieht man ziemlich verärgert aus). Danach wurden sie gefragt, wie amüsant sie den Film fanden. Es zeigte sich, dass diejenigen, die den Stift zwischen den Zähnen gehalten hatten, den Streifen rückblickend als lustiger empfanden als diejenigen, die denselben Film mit dem Stift zwi-

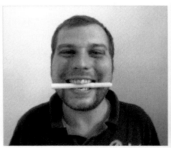
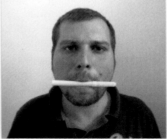

schen den Lippen anschauen mussten. Der rein körperliche Ausdruck von Emotionen beeinflusste also ganz direkt die tatsächlichen Gefühle der Probanden.

Die Schlussfolgerungen aus dieser Studie wurden auch bei anderen Versuchsanordnungen häufig bestätigt.

Mori und Mori (2007, 2009) haben beispielsweise Studenten gebeten zu sagen, was sie fühlten, während die Forscher ihnen jeweils 20 Milliliter Wasser über beide Wangen rinnen ließen (direkt unterhalb der Augen) und damit Tränen vortäuschten. 54 Prozent der Probanden gaben an, Traurigkeit zu empfinden, und nur 29 Prozent sagten, sie fühlten sich fröhlich. Fragte man dagegen die Studenten nach ihren Empfindungen, nachdem man ihnen die Wangen mithilfe eines Klebebands ein wenig nach oben gezogen hatte, fühlten sich 57 Prozent von ihnen heiter und nur 31 Prozent traurig.

Und schließlich legt eine weitere erstaunliche Studie die Vermutung nahe, dass man die Theorie des Gesichts-Feedbacks auch in der Behandlung von Depressionen einsetzen könnte.

Ausgehend von der Tatsache, dass schwer depressive Menschen ständig einen traurigen Gesichtsausdruck zeigen, haben Finzi und Wasserman (2006) ein Experiment mit zehn depressiven Frauen durchgeführt, die weder auf die klassischen psychotherapeutischen Behandlungsformen noch auf Medikamente ansprachen. Einige Patientinnen litten seit zwei, andere bereits seit 17 Jahren unter Depressionen. Die Wissenschaftler injizierten ihnen die Form A des lähmenden Toxins Botulin unter die Stirnfalten, besser bekannt unter dem Namen Botox. Da nun ihre Gesichtsmuskeln teilweise gelähmt waren, konnten die Patienten nicht mehr „mürrisch dreinschauen".

Ergebnis: Zwei Monate später waren neun von zehn Patientinnen nicht mehr depressiv, und bei der zehnten zeichnete sich eine Besserung der Stimmung ab.

Diese Pilotstudie erlaubt allerdings noch keine endgültigen Schlussfolgerungen. Die Forscher haben nämlich auf die Untersuchung einer

„Kontrollgruppe" verzichtet (d. h. eine Gruppe depressiver Patienten, denen beispielsweise ein Placebo injiziert wurde). Außerdem ist nicht auszuschließen, dass die Ergebnisse teilweise darauf zurückzuführen sind, wie die Außenwelt auf die Patientinnen reagierte: Ohne gerunzelte Stirn sahen die Frauen möglicherweise sympathischer oder attraktiver aus, was zu einer Verbesserung ihrer gesellschaftlichen Beziehungen und sogar zu einer Aufhellung ihrer Stimmung geführt haben könnte. Doch trotz aller Einschränkungen sind und bleiben die Ergebnisse deshalb nicht weniger überraschend!

Nicht nur im Laborexperiment, auch in der realen Welt lächelt man uns eher an, wenn auch wir lächeln. Unsere Mitmenschen reagieren dann positiv, sprechen uns eher an, fassen schneller Vertrauen und sind rascher bereit, uns zu helfen … So haben Forscher bereits vor einiger Zeit einmal Kellner gebeten, im Umgang mit ihren Gästen entweder nur leicht zu lächeln oder ein breites Lächeln zur Schau zu tragen. Je freundlicher sie lächelten, umso höher fiel das Trinkgeld aus (Tidd & Lockard, 1978).

Fassen wir zusammen: Lächeln und Lachen verhelfen selbst dann zu einem leichten Gefühl des Wohlseins, wenn sie nicht spontan erfolgen, und zwar weil sie ein Signal ans Gehirn senden, das dieses als eine echte Emotion deutet. Außerdem erwirken wir uns damit die Sympathie und Zuneigung unserer Mitmenschen, und das wiederum verstärkt unsere positiven Empfindungen. Wie hat es doch der verstorbene Abbé Pierre einmal so schön ausgedrückt: „Ein Lächeln ist billiger als elektrischer Strom, erzeugt aber ebenso viel Licht."

45 Gute Laune durch Sport?
Die Auswirkung körperlicher Bewegung bei Depressionen

Ihre Stimmung ist auf den Nullpunkt gesackt? Wie wäre es mit ein wenig Sport?

Die Erkenntnis, dass sich körperliche Bewegung in vielerlei Hinsicht positiv auf die Gesundheit auswirkt, ist heute nichts Neues. Zahlreiche wissenschaftliche Untersuchungen haben bewiesen, dass körperliche Bewegung uns vor etlichen Krankheiten schützt (vor Herz-Kreislauf-Erkrankungen, Diabetes, Darmkrebs, Bluthochdruck usw.). Wer Sport treibt, schläft besser und hat ein erfüllteres Sexualleben (sportliche Frauen haben häufiger Geschlechtsverkehr und gelangen leichter zum Orgasmus). Sport schützt uns auch vor degenerativen Erkrankungen des Gehirns wie Alzheimer und Parkinson, und er hilft uns, unser Gewicht zu kontrollieren (siehe z. B. Biddle, Fox & Boutcher, 2000; Kahn et al., 2002).

Die positiven Auswirkungen sportlicher Betätigung beschränken sich aber nicht nur auf die körperliche Gesundheit. Die Forschung hat gezeigt, dass Sport manchmal auch ebenso gut wirken kann wie ein Antidepressivum (oder sogar besser).

> In einer bemerkenswerten Studie der Duke Medical School (Babyak et al., 2000) hat man 156 depressive Patienten willkürlich in drei Gruppen aufgeteilt. Die Patienten der ersten Gruppe sollten während der viermonatigen Untersuchung dreimal in der Woche eine halbe Stunde lang unter Anleitung Fahrrad fahren oder joggen. Die zweite Gruppe wurde mit herkömmlichen Medikamenten behandelt, und zwar mit dem Mittel Sertalin, einem Antidepressivum aus der Familie der selektiven Serotonin-Wiederaufnahmehemmer. Die dritte Gruppe schließlich sollte sowohl Medikamente einnehmen als auch Sport treiben. Wie aus der nachfolgenden Grafik zu ersehen ist, stellten die Forscher nach vier Monaten bei allen drei Gruppen eine statistisch gleichwer-

tige Verbesserung fest: In jeder Versuchsgruppe war über die Hälfte der Patienten nicht mehr depressiv. Sechs Monate später jedoch zeigte sich, dass die Rückfallquote bei den Patienten, die ihre Depression mit sportlicher Betätigung bekämpft hatten, praktisch bei Null lag, wohingegen etwa 20 Prozent der Patienten aus den beiden anderen Gruppen erneut erkrankt waren.

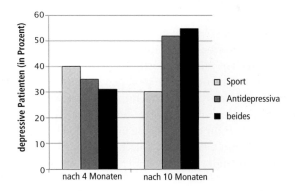

Überraschend ist, dass die Gruppe, die sowohl medikamentös behandelt wurde als auch Sport trieb, nicht die besten Resultate erzielte. Nach Ansicht der Forscher stellt der Sport für die Patienten die Möglichkeit dar, aktiv an der Verbesserung ihres Zustandes mitzuarbeiten. Er vermittelt ihnen das Gefühl, ihr Leben wieder zu kontrollieren. Mit dem (sehr passiven) Schlucken einer Pille dagegen geht das Gefühl einher, den eigenen Körper nur in geringem Maße, ja eigentlich überhaupt nicht unter Kontrolle zu haben. Das wäre eine mögliche Erklärung für die höhere Rückfallquote in den Gruppen, in denen Antidepressiva eingesetzt wurden.

Wie wirkt sich Sport auf unser Glück aus?

Hierauf gibt die Wissenschaft mehrere Antworten:

Zunächst einmal vermittelt Sport das oben bereits angesprochene Gefühl der Selbstkontrolle. Wer feststellt, dass er immer schneller, stärker oder ausdauernder wird, spürt, dass er seinen Körper besser beherrscht, und das steigert das Selbstwertgefühl.

Körperliche Bewegung ist außerdem besonders gut geeignet, in einen *Flow*-Zustand zu geraten (siehe Abschnitt 4). Beim Sport konzentrieren wir uns häufig ganz auf das Hier und Jetzt, unsere Aufmerksamkeit richtet sich auf die Atmung oder auf den Bewegungsablauf, und dabei treten unsere momentanen Sorgen in den Hintergrund.

In physiologischer Hinsicht wirkt sich sportliche Betätigung zudem auf zwei Hormone aus, die für unser Wohlbefinden eine große Rolle spielen: auf das Kortisol und auf die Endorphine. Kortisol ist ein Stresshormon. In geringen Dosen ist es sehr nützlich (es hilft unserem Körper, ungenutzte Ressourcen zu mobilisieren), wird es jedoch über längere Zeit ausgeschüttet, kann das verheerende Folgen für die physische und psychische Gesundheit haben. Nun die gute Nachricht: Durch Sport wird Kortisol „verbrannt". Bei den Endorphinen handelt es sich um morphinähnliche Hormone. Sie docken an den Schmerzrezeptoren an und vermitteln ein Gefühl des Wohlbefindens. Bei intensiver sportlicher Betätigung setzt die Hypophyse diese berühmten Endorphine frei.

Und schließlich hat eine neuere Untersuchung an Laborratten gezeigt, dass körperliche Bewegung (genau wie Antidepressiva) die Ausbildung neuer Zellen in bestimmten Arealen des Gehirns anregt, die für das Gedächtnis und das Lernen zuständig sind (Bjørnebekk et al., 2005).

Falls Ihre körperliche Verfassung ein wenig zu wünschen übrig lässt oder Sie aus medizinischen Gründen nicht intensiv Sport treiben dürfen, sei abschließend noch darauf hingewiesen, dass bereits eine sehr wenig belastende Form körperlicher Bewegung (wie Walken, Stretching oder Yoga) ausreicht, um sich besser zu fühlen.

Robert Motl und sein Team haben mit 174 älteren Menschen, die normalerweise keinen Sport trieben, ein Fitnessprogramm absolviert (Motl et al., 2005). Zunächst maßen sie das Wohlbefinden und das Selbstwertgefühl der Teilnehmer, bevor diese sechs Monate lang dreimal wöchentlich zusammenkommen sollten, um 15 bis 45 Minuten lang zu walken oder Streckübungen zu machen (bei jedem Treffen wurde die Dauer um eine Minute verlängert). Nach Beendigung des Fitnessprogramms maß das Team von Professor Motl erneut die Stimmung und das Selbstwertgefühl der Senioren. Nach einem halben Jahr leichter körperlicher Bewegung hatte sich deren Stimmung deutlich verbessert, und sie fühlten sich wohler. Fünf Jahre später wiederholten die Forscher dieselben Messungen noch einmal und stellten zu ihrer großen Überraschung fest, dass die positive Wirkung auch fünf Jahre nach dem Experiment immer noch anhielt!

46 Warum tut Meditation Ihnen gut?
Wie wir unseren Geist für das Glück trainieren können

Die Meditation, eine von Buddhisten seit Jahrtausenden praktizierte Übung, hat seit kurzem auch die Aufmerksamkeit der Wissenschaft geweckt. Denn eine eindrucksvolle Zahl an empirischen Forschungen scheint darauf hinzudeuten, dass es einen Zusammenhang zwischen Meditation und Wohlbefinden gibt. Meditieren hilft dem Menschen unter anderem, besser mit Stress, Ängsten und chronischen Schmerzen umzugehen (Kabat-Zinn, 2003). Außerdem ist Meditation Bestandteil zahlreicher kognitiver Therapieformen, und mit ihr erzielt man ausgezeichnete Ergebnisse bei der Behandlung und Prävention depressiver Erkrankungen.

Es gibt viele verschiedene Meditationstechniken. Ich möchte Sie hier mit zweien bekannt machen, deren positive Wirkung wiederholt wissenschaftlich bewiesen wurde: mit der Achtsamkeitsmeditation (oder *mindfulness*) und der *Loving-kindness-*Meditation.

Die Achtsamkeitsmeditation

Die folgende kleine Zeichnung veranschaulicht recht gut, dass wir selten mit unseren Gedanken ganz bei dem sind, was wir gerade tun. Es passiert uns häufig, dass wir völlig automatisch irgendetwas knabbern, weite Strecken sozusagen mit eingeschaltetem „Autopiloten" fahren, dass wir gehen, Gartenarbeit verrichten, kochen oder dergleichen mehr, ohne uns unserer Tätigkeit wirklich bewusst zu sein.

Doch nur, wenn wir im „Hier und Jetzt" leben, können wir das, was wir erleben, auch in vollen Zügen genießen. Außerdem bekommt unser Geist dann gar nicht die Gelegenheit, über die Vergangenheit (zurückliegende Gespräche, unerledigte Aufga-

Leben im Hier und jetzt ... Gar nicht so einfach!

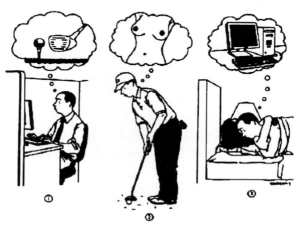

6 Das Glück in der Praxis

ben, ungelöste Probleme usw.) oder die Zukunft nachzugrübeln (Sorgen, noch zu realisierende Vorhaben usw.).

Die Ursprünge der Achtsamkeitsmeditation liegen in der buddhistischen Meditationspraxis. Sie besteht darin, sich voll und ganz auf den *gegenwärtigen Augenblick* zu konzentrieren, ohne das, was wir gerade erleben, in irgendeiner Weise zu werten.

> Professor Richard Davidson von der Universität Wisconsin war einer der ersten, der sich damit beschäftigt hat, wie buddhistische Meditationstechniken auf das Gehirn wirken. Zusammen mit Antoine Lutz hat er mithilfe von Sensoren die elektrischen Hirnströme von zehn Studenten, die noch niemals meditiert hatten, und von acht tibetischen Mönchen gemessen, die seit 15 bis 40 Jahren Meditation praktizierten (sie hatten zwischen 10 000 und 50 000 Stunden damit verbracht zu meditieren …) (Lutz et al., 2004). Die Forscher baten beide Gruppen von Versuchspersonen nun, eine kurze Zeitlang zu meditieren und immer wieder Ruhephasen einzuschieben. Genauer gesagt, sie sollten versuchen, für alle Lebewesen Wohlwollen und Mitgefühl zu empfinden. Die Ergebnisse überraschten sogar die Wissenschaftler. Während bei den Studenten kaum ein Unterschied in der Hirnaktivität während der Meditations- und Ruhephasen festzustellen war, zeigte sich, dass das Gehirn der Mönche bei der Meditation Gammawellen in sehr hoher Frequenz erzeugte. Die Intensität der Hirnaktivität ist an der Frequenz der Wellen abzulesen, und insbesondere die Gammawellen werden häufig mit dem Zustand des Bewusstseins und hoher Konzentration in Verbindung gebracht. Mit anderen Worten, die Mönche waren in der Lage, ihre Aufmerksamkeit auf ein Höchstmaß zu steigern und *auf Anweisung hin* das Gefühl von Liebe und Mitleid zu erzeugen! Bei einigen der Mönche – bei jenen, die schon seit sehr langer Zeit meditierten – wurden sogar Gammawellen von zuvor noch nie beobachteter Intensität gemessen.

Es ist nun aber, wie wir ja bereits wissen, gar nicht nötig, dass wir uns für zwanzig Jahre in die Berge Tibets zurückziehen. Acht Wochen täglicher Übung in der Achtsamkeitsmeditation reichen bereits aus, die Aktivität unseres präfrontalen Kortex zu verändern (siehe Abschnitt 36).

Die *Loving-kindness*-Meditation

Das Prinzip dieser Meditationstechnik besteht darin, an einen geliebten Menschen zu denken und all die Liebe, Zärtlichkeit und Dankbarkeit, die wir ihm gegenüber empfinden, in uns wachzurufen. Sind wir dann ganz erfüllt von diesen positiven Emotionen, denken wir an jemanden, den wir nicht gut kennen und mit dem uns nur relativ neutrale Gefühle verbinden (ein neuer Kollege, jemand, dem wir vor kurzem begegnet sind, irgendein Bekannter usw.), und lenken nun die zuvor geweckten positiven Gedanken im Geist auf diese neue Person. Danach gilt es, an einen Menschen zu denken, für den wir nur Abneigung empfinden. Und wieder sollen wir unsere Liebe auf diese Person richten. Der letzte Schritt besteht darin, alle Geschöpfe auf Erden mit unseren positiven Empfindungen zu umfangen.

Das mag auf den ersten Blick ein wenig klischeehaft anmuten, doch mehrere ernsthafte Studien beweisen, dass sich die *Loving-kindness*-Meditation positiv auf das Gefühl der Zufriedenheit im Leben auswirkt.

2008 wollte die Spezialistin auf dem Gebiet der positiven Emotionen, Barbara Fredrickson, herausfinden, wie sich mit der *Loving-kindness*-Methode das Glücksgefühl steigern lässt (Frederickson et al., 2008). Sie teilte dazu 139 Angestellte einer Computerfirma willkürlich in zwei Gruppen ein, in eine Meditationsgruppe und eine Kontrollgruppe, deren Mitgliedern gesagt wurde, sie stünden vorerst noch auf einer Warteliste. Die Teilnehmer der Meditationsgruppe sollten zehn Wochen lang täglich an einer gemeinschaftlichen Meditationsstunde nach der *Loving-kindness*-Technik teilnehmen. Es zeigte sich vor allem, dass die Wirkung der Meditation im Laufe der Wochen exponentiell anstieg. Zu Beginn verspürten die Teilnehmer keinerlei positive Wirkung der Meditationspraxis. Doch nach etwa drei Wochen stellten die ersten allmählich fest, dass ihnen das Meditieren guttat. Die wiederholte Erfahrung positiver Gefühle führte im Laufe der Wochen dazu, dass die Teilnehmer bestimmte Verhaltens- und Denkweisen veränderten. Sie wurden geselliger und erhielten deshalb auch mehr Bestätigung von ihrer Umgebung. Sie wurden kreativer und waren in der Lage, neue Lösungen für die Erreichung ihrer Ziele zu finden. Sie fühlten sich auch tatkräftiger und allgemein wohler. Kurz gesagt, ihre gute Stimmung setzte neue Kräfte frei. Dadurch wiederum stieg die Zufriedenheit der Versuchsteilnehmer, und ihre Lebensqualität verbesserte sich.

47 Wie lässt sich Freude unter Laborbedingungen erzeugen?
Wissenschaftliche Methoden zur Herbeiführung positiver Stimmung

Seit Jahrzehnten versuchen Psychologen und Sozialwissenschaftler, positive Emotionen bei ihren Versuchspersonen zu wecken, um wissenschaftlich zu ergründen, wie sich die Stimmung auf alle möglichen menschlichen Verhaltensweisen auswirkt.

Wir haben hier in der Reihenfolge ihrer Effizienz die Techniken aufgelistet, die sich am besten bewährt haben und unter Laborbedingungen angewandt werden (Westermann, Spies, Stahl und Hesse, 1996). Vielleicht lassen Sie sich ja davon anregen, um einen trübsinnigen Nachmittag aufzuhellen oder einen Freund aufzuheitern!

1. Filme oder lustige Geschichten
Um Versuchspersonen schnell in gute Stimmung zu versetzen, ist es bei weitem am wirksamsten, ihnen einen amüsanten Film zu zeigen oder sie eine lustige Geschichte lesen zu lassen. Die Wirkung wird noch verstärkt, wenn man die Probanden auffordert, sich an die Stelle der Protagonisten zu versetzen.

2. Positives Feedback
Unsere Stimmung kann durch Erfolge bzw. Misserfolge beeinflusst werden. Ausgehend von dieser Erkenntnis unterzieht man die Versuchsteilnehmer in den Studien häufig irgendeinem Leistungstest (Intelligenz, Geschicklichkeit, Gedächtnis usw.) und gibt ihnen dann ein zwar falsches, aber positives Feedback. Das hebt die Stimmung.

3. Die Velten-Technik (1968)
Diese in der Psychologie seit langem angewandte Technik besteht darin, die Versuchspersonen mit einer Reihe von Sätzen zu konfrontieren, die eine positive Aussage über die Person beinhalten („Ich bin ein wertvoller Mensch.", „Ich fühle mich voller Tatendrang." usw.), und sie dann zu bitten, sich in den damit verbundenen Gefühlszustand zu versetzen.

4. Vorstellung
Die Erinnerung an schöne Ereignisse oder die Vorstellung davon sind bestens geeignet, positive Stimmungen zu erzeugen. Im Allgemeinen bittet man die Versuchspersonen, an ein positives Ereignis zu denken oder sich daran zu erinnern und sich die Situation so genau wie möglich vor Augen zu führen. Anschließend sollen sie versuchen, die Gefühle wachzurufen, die sie unter den entsprechenden Umständen empfanden bzw. empfinden würden.

5. Musik
Auch Musik wird eingesetzt, um eine gute Stimmung zu erzeugen. Bei diesem Vorgehen wird die Wirkung ebenfalls verstärkt, wenn man die Teilnehmer auffordert, das zu empfinden, was das jeweilige Musikstück ausdrückt.

6. Soziale Interaktionen
Ausgehend von der Tatsache, dass gute Laune ansteckend ist, besteht eine weitere Technik darin, die Versuchspersonen mit einem außerordentlich fröhlichen Versuchsleiter interagieren zu lassen. Bei einer Variante dieser Methode werden die Teilnehmer aufgefordert, einem Helfer des Versuchsleiters zu Hilfe zu kommen, denn bekanntlich macht es froh, einem anderen zu helfen.

7. Geschenke
Ein weiterer Klassiker bei psychologischen Versuchen schließlich ist die Praxis, den Versuchspersonen unerwartet ein kleines Geschenk zu machen: ein Eis, Schokolade, einen Geschenkgutschein, Blumen usw. Doch wie wir weiter oben bereits gesehen haben, stimuliert es unsere gute Laune noch besser, wenn wir selbst Geschenke machen, anstatt sie entgegenzunehmen.

48 Was tun Sie, wenn alles in bester Ordnung ist?
Die Reaktion des Partners und ihre Auswirkung auf das Wohlbefinden

„Wollt ihr euch lieben und ehren in guten wie in *schlechten Tagen*?"

Der Gedanke an eine dauerhafte Beziehung geht häufig mit der Vorstellung von zwei Eheleuten einher, die sich in den schwierigen oder schmerzlichen Momenten des Lebens gegenseitig helfen und stützen. Aus neueren sozialpsychologischen Untersuchungen geht jedoch hervor, dass es nicht so sehr die Art und Weise ist, wie Ehepartner auf die Schwierigkeiten des jeweils anderen reagieren, die eine erfüllte Partnerschaft ausmacht, sondern vielmehr die Art, wie sie gute Neuigkeiten aufnehmen. Es zählt offenbar vor allem, in den *guten Tagen* da zu sein.

79 Paare nahmen an einer Untersuchung über die Zufriedenheit in der Liebesbeziehung teil (Gable et al., 2006). Zunächst wurde ermittelt, wie zufrieden jeder der Partner mit der Beziehung war, danach forderten die Wissenschaftler die Probanden auf, ihrem Partner jeweils ein positives und ein negatives Erlebnis aus der jüngeren Vergangenheit mitzuteilen (es handelte sich also insgesamt um vier Interaktionen). Diese circa fünfminütigen Gespräche wurden von Anfang an gefilmt und die Aufzeichnungen acht unabhängigen Gutachtern vorgeführt. Diese sollten auf einer Skala von 1 bis 7 bewerten, wie aufmerksam die Partner dem anderen jeweils zuhörten, wenn er/sie von seinem/ihrem persönlichen Erlebnis berichtete (stellte er/sie Fragen, schüttelte er/sie den Kopf, hob die Arme, lachte usw.). Sie wurden außerdem gebeten zu registrieren, ob die Reaktionen der „Zuhörer" destruktiv waren (wurde das Gehörte heruntergespielt, das Thema gewechselt, machte er sich lustig oder kritisierte er usw.) oder konstruktiv (wurde Hilfe angeboten, gratuliert, Vorschläge dazu gemacht, wie es nun weitergehen solle usw.). Acht Wochen später wurden die Versuchsteilnehmer einzeln noch einmal kontaktiert und gebeten, verschiedene Fragebögen zu ihrer Paarbeziehung auszufüllen (Zufriedenheit, Liebe, Engagement in der Beziehung usw.).

Hier nun die Ergebnisse dieser Untersuchung:

1. Es ist nicht dasselbe, ob man auf positive oder auf negative Ereignisse aktiv und konstruktiv reagiert. Dazu bedarf es zweier unterschiedlicher Fähigkeiten: Manche Teilnehmer waren zwar ganz ausgezeichnete, verständnisvolle und hilfsbereite Zuhörer, wenn ihr Partner ihnen von negativen Erlebnissen berichtete, erwiesen sich aber als miserable Gesprächspartner, wenn es um positive Dinge ging und *vice versa.*
2. Für die Zufriedenheit in der Paarbeziehung ist es notwendig, dass die Partner sowohl auf positive als auch auf negative Ereignisse aktiv und konstruktiv reagieren. Aus der Studie geht jedoch hervor, dass es für die Zufriedenheit in der Liebesbeziehung wichtiger ist, die positiven Erlebnisse interessiert aufzunehmen als die negativen. Und das gilt ganz besonders für die Männer. Auf ihre Zufriedenheit wirkt sich allein die Art und Weise aus, wie ihre

Partnerin auf gute Nachrichten reagiert. Im Fall von negativen Mitteilungen profitieren sie dagegen nicht von einer einfühlsamen Zuhörerin, die konstruktive Vorschläge macht. Könnte es wohl sein, dass die Herren der Schöpfung ihre Schwächen nicht so gerne zeigen?
3. Während des achtwöchigen Experiments hatten sich mehrere Paare getrennt. Und sie alle hatten sich als schlechte Zuhörer bei den positiven – und wirklich nur den positiven – Mitteilungen erwiesen!

Wie haben Sie denn das letzte Mal reagiert, als Ihr Partner, ein Freund oder ein Familienangehöriger Ihnen eine gute Nachricht verkündete? Waren Sie ganz aufgeregt und begeistert? Oder sind Sie gar nicht darauf eingegangen, haben die schöne Neuigkeit heruntergespielt oder gar kritisiert? Gewiss, der Erfolg und das Glück der anderen können uns manchmal schwer zu schaffen machen, lösen Eifersucht („Warum hat er die Reise gewonnen und nicht ich?") oder Ängste aus („Bedeutet ihre Beförderung, dass ich sie in Zukunft seltener sehen werde?"). Die Forschung lehrt uns aber, dass es die Beziehung, das gegenseitige Vertrauen und die Intimität stärkt, wenn wir mit aufrichtiger Freude und Bestätigung reagieren, sobald uns ein Partner oder enger Freund eine frohe Mitteilung macht.

Wir können gleich heute damit anfangen, mit Interesse und Begeisterung auf positive Dinge zu reagieren, die den Menschen widerfahren, die wir lieben. Eine neuere Studie hat nämlich gezeigt, dass es schon genügt, es dreimal am Tag mit ganz kleinen Neuigkeiten zu versuchen („Was, du hast ein halbes Kilo abgenommen? Das ist ja toll!"), und bereits nach einer Woche fühlen wir uns deutlich glücklicher (Lyubomirsky, 2008).

49 Warum können uns Werbeunterbrechungen im Fernsehen glücklicher machen?
Pausen wirken sich unerwartet positiv auf unser Erleben aus

Eine Freundin hat Ihnen einen Gutschein für zwei Stunden Behandlung in einem Wellness-Studio geschenkt. Sie liegen nun bequem auf einer Massagebank, hören sanfte Entspannungsmusik, und das feine Aroma von Duftölen erfüllt den Raum ... und plötzlich, mitten in der Massage, nimmt die Masseurin ihre Hände ganz abrupt von Ihrer Lendengegend und fragt, ob Sie eine kleine Pause einlegen wollen. Eine seltsame Vorstellung, nicht wahr?

Und doch könnte, wenn wir Leif Nelson von der Universität Berkeley in Kalifornien Glauben schenken, ein angenehmes Erlebnis durch eine Unterbrechung noch angenehmer werden.

> Ungefähr 50 Studenten waren bereit, an einem Test mitzuwirken, bei dem sie angeblich einen neuen Massagesessel ausprobieren sollten (Nelson & Meyvis, 2008). Zuvor wurden sie gefragt, ob ihnen eine dreiminütige Massage am Stück lieber sei oder ob sie die drei Minuten einmal für zwanzig Sekunden unterbrechen wollten. Dann teilten die Forscher ihre Probanden ohne Rücksicht auf deren Präferenzen willkürlich in zwei Gruppen ein. Die eine erhielt eine ununterbrochene Massage, bei der anderen wurde eine Pause eingelegt. Anschließend sollten die Versuchspersonen angeben, wie angenehm sie das Experiment empfunden hatten. Obwohl zu Beginn 73 Prozent der Probanden erklärt hatten, sie würden einer durchgehenden Massage den Vorzug geben, zeigte sich, dass de facto diejenigen, bei denen der Vorgang für zwanzig Sekunden unterbrochen worden war, die Massage als deutlich angenehmer empfunden hatten als die anderen. Mehr noch, sie waren sogar bereit, für eine Wiederholung des Prozedere doppelt soviel Geld auszugeben.

Noch überraschender fiel eine andere Studie aus. Leif Nelson und sein Team ließen 87 Studenten eine Episode einer TV-Comedyserie anschauen (Nelson & Meyvis, 2009). Die Hälfte bekam ein Video zu sehen, das (wie im Fernsehen) durch Werbeblöcke unterbrochen wurde, der anderen Hälfte zeigte man dagegen eine DVD-Fassung ohne Unterbrechungen. Wider Erwarten gefiel der Streifen den Studenten besser, die die unterbrochene Version gesehen hatten.

Warum steigert es unser Vergnügen, wenn die Massage unterbrochen wird oder Werbeblöcke in einen Film eingeschaltet werden? Weil dadurch der Prozess der sogenannten *hedonistischen Adaption* verlangsamt wird, d. h. unsere Neigung, uns rasch an das zu gewöhnen, was wir gerade erleben. Auch wenn es Sie donnerstagabends um 20 Uhr 15 kaum noch auf dem Stuhl hält, weil gleich Ihre Lieblingsserie beginnt, wird Ihre anfängliche Erregung im Laufe der Sendung nachlassen. Wird diese aber unterbrochen (und da können Sie die Werbung noch so sehr verfluchen!), steigt ihre Freude jedes Mal, wenn es weitergeht, wieder auf das anfängliche Niveau an.

50 Wer nicht glücklich ist, sollte keine Weinseminare besuchen – aber warum?
Das Paradox der Kennerschaft

Glauben Sie, dass einem großen Sommelier ein einfacher Landwein noch schmeckt? Oder dass die Restaurantkritiker des *Guide Michelin* sich noch an einem saftigen Döner erfreuen können?

Diese Frage habe ich mir zusammen mit einigen belgischen und kanadischen Kollegen gestellt. Genauer gesagt, wollten wir wissen, ob es sich günstig auswirkt, wenn man seine Kenntnisse auf einem ganz speziellen Gebiet erweitert (Wein, Gastronomie, Film usw.) oder ob das im Gegenteil negative Folgen für unsere

Zufriedenheit haben kann. Folgende Antwort haben wir gefunden: Es hängt davon ab, ob Sie glücklich sind oder nicht. Hier unser Experiment (Quoidbach et al., in Vorbereitung):

> Im September 2009 nahmen wir an der ersten Stunde eines Weinseminars für Anfänger teil, das der bekannteste Sommelier Belgiens abhielt. 25 Teilnehmer hatten sich für einen zehnwöchigen Kurs angemeldet. Vor Beginn des Kurses baten wir jeden unserer angehenden Weinspezialisten, zunächst eine kleine Glücksskala auszufüllen und dann blind einen Wein aus dem Supermarkt für fünf Euro die Flasche (gut trinkbar, aber nicht mehr) sowie einen Bordeaux aus einer Spitzenlage zu verkosten, bei dem man für eine Flasche circa einhundert Euro auf den Tisch legen musste. Danach sollten die Teilnehmer für jeden der Weine auf einer Zahlenskala angeben 1. wie gut er ihnen geschmeckt hatte, 2. ob sie ihn regelmäßig trinken möchten und 3. ob sie ihn einem Freund weiterempfehlen würden. Drei Monate später besuchten wir unsere nun bereits erfahrenen Jungsommeliers noch einmal in ihrer letzten Unterrichtsstunde und baten sie erneut, die beiden Weine zu verkosten, selbstverständlich blind.
>
> Bei dieser zweiten Verkostung offenbarte sich ein erstaunlicher Unterschied zwischen den Teilnehmern. Wie aus der nachfolgenden Abbildung zu ersehen ist, war der billige Wein bei allen Teilnehmern in der ersten Unterrichtsstunde auf ungefähr gleiche Zustimmung gestoßen, und zwar unabhängig davon, ob sie sehr oder eher weniger glücklich waren. Beide Gruppen gaben ihren Genuss beim Verkosten dieses einfachen Landweines mit 5,5/10 an. Nach dem Weinseminar jedoch schmeckte der Wein den glücklichen Teilnehmern deutlich besser als in der ersten Stunde (sie bewerteten den Genuss mit etwa 7/10). Die weniger glücklichen Teilnehmer fanden indes jetzt weniger Gefallen an ihm (ungefähr 4,5/10).
>
> Bei dem Spitzenwein waren sich übrigens alle Teilnehmer einig: Unabhängig davon, wie glücklich sie waren, schätzten sie ihn beim zweiten Mal deutlich mehr.

Unser Experiment zeigt, dass glückliche Menschen offenbar von ihrer Kennerschaft profitieren (nach Abschluss des Seminars schmeckte ihnen der Wein, ob preiswert oder teuer, besser), bei

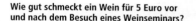

Wie gut schmeckt ein Wein für 5 Euro vor und nach dem Besuch eines Weinseminars?

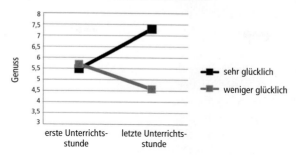

weniger glücklichen hingegen kann sie sich negativ auswirken: Sie verlieren die Freude an den einfachen Dingen. In unserem Fall hatte ihnen ein Wein weniger gut gemundet, den sie zuvor durchaus gern getrunken hatten. Mit anderen Worten, sie waren nörglerisch geworden.

Ich will Ihnen nun keineswegs nahelegen, umgehend Ihren Kochkurs abzubrechen oder Ihr Abonnement für *Blickpunkt Film* zu kündigen, wenn Sie sich nicht zu den glücklichen Menschen zählen.

Nein, ich denke vielmehr, dass uns dieses kleine Experiment vor Augen hält, wie leicht wir die Freude an den kleinen Glücksmomenten im Leben verlieren können, etwa an einem guten, schlichten Essen, einem Volkstheaterstück oder aber an einem einfachen Landwein. Oder frei nach Jean Giraudoux: „Glück, das ist ein Picknick im Grünen an einem schönen Sommertag."

51 Warum sollten wir dankbar sein?
Ein Dankbarkeitstagebuch steigert das Glück und fördert die Gesundheit

Studien über die Vorzüge der Dankbarkeit gehören zu den Klassikern auf dem Gebiet der Psychologie des positiven Denkens, und ihre Ergebnisse überraschen immer wieder.

Wer große Dankbarkeit empfindet, fühlt sich im Schnitt glücklicher und schläft besser (Wood, Joseph, Lloyd & Atkins, 2009). Dankbare Menschen sind hoffnungsvoller, sie erleben häufiger positive Emotionen, sind einfühlsamer, nicht so materialistisch und eher bereit, anderen zu verzeihen (McCullough, Emmons und Tsang, 2002). Die Neigung, Dankbarkeit zu empfinden, hat auch etwas mit dem autobiographischen Gedächtnis zu tun: Dankbare Menschen sind eher in der Lage, sich an positive Ereignisse zu erinnern (Watkins, Grimm & Kolts, 2004).

Dankbarkeit bedeutet, sich bei dem alten Freund, dem ehemaligen Lehrer oder jenem Kollegen zu bedanken, der uns in schwierigen Augenblicken beigestanden oder mit gutem Rat geholfen hat. Dankbarkeit heißt, die schönen Momente im Kreis der Familie wertzuschätzen, sich die positiven Aspekte im Leben vor Augen zu halten und dem Leben dafür zu danken. Mit anderen Worten, wir sollten unsere Aufmerksamkeit darauf lenken, wie glücklich wir sind und uns bewusst machen, dass unser Schicksal auch sehr viel weniger beneidenswert sein könnte.

Robert Emmons von der Universität von Kalifornien und Mike McCullough von der Universität Miami haben sich folgende kleine Übung ausgedacht, die zeigt, wie sehr es unserem Glück tatsächlich Auftrieb geben und sogar unserer Gesundheit nützen kann, regelmäßig ein Dankbarkeitstagebuch zu führen (Emmons & McCullough, 2003).

6 Das Glück in der Praxis

2003 teilten die Forscher 192 Studenten in drei Gruppen ein. Die Teilnehmer der ersten Gruppe sollten drei Monate lang jede Woche in einem Notizbuch fünf Dinge festhalten, für die sie Dankbarkeit empfanden: liebevolle Eltern, der Freund (die Freundin), mit Freunden verbrachte Zeit, aber auch ganz einfache Dinge wie etwa die Freude über einen schönen sonnigen Tag oder eine köstliche Pizza. Die Studenten der zweiten Gruppe sollten lediglich fünf beliebige Dinge aufschreiben, die sich im Laufe der Woche ereignet hatten. Die dritte Gruppe schließlich erhielt die Anweisung, fünf Dinge aufzulisten, über die sie sich in der Woche geärgert hatten.

Vor, während und nach dem Experiment maßen die Forscher verschiedene Indikatoren für die Zufriedenheit der Probanden, um feststellen zu können, wie sich ihr Versuch auswirkte.

Im Vergleich zu den anderen Gruppen wiesen die Versuchsteilnehmer, die ein „Dankbarkeitstagebuch" führen sollten, nach Abschluss des Experiments einen um 25 Prozent höheren Grad an Zufriedenheit auf. Außerdem zeigte diese Praxis auch Auswirkungen auf ihre Gesundheit. Die Studenten in dieser Gruppe litten während der gesamten Untersuchung seltener unter physischen Beschwerden (Kopfweh, Halsschmerzen, Übelkeit, Hautprobleme usw.). Zudem hatten sie durchschnittlich eine Stunde mehr in der Woche mit sportlicher Betätigung verbracht.

In einem zweiten Teil der Untersuchung von Emmons und McCullough waren die Probanden 65 erwachsene Patienten mit schweren neuromuskulären Störungen. Die Wissenschaftler baten einige dieser Patienten, täglich ein Dankbarkeitstagebuch zu führen (Dankbarkeitsgruppe), während die anderen einfach aufschreiben sollten, was sich im Laufe des Tages zugetragen hatte (Kontrollgruppe). Nach drei Wochen gaben die Teilnehmer der Dankbarkeitsgruppe an, besser zu schlafen, optimistischer in die kommende Woche zu blicken und ganz allgemein mit ihrem Leben zufriedener zu sein als die Patienten aus der Kontrollgruppe. Auch die Lebenspartner der „dankbaren" Patienten beobachteten, dass sich deren Stimmung erheblich aufgehellt hatte.

Angesichts der vielen Vorteile, die es mit sich bringen kann, wenn wir uns täglich – und sei es nur für einige Minuten – für die Wohltaten des Lebens dankbar zeigen, wäre es falsch, eine so

wenig aufwändige und doch so lohnende Praxis einfach zu ignorieren!

52 Anstelle eines Schlusswortes eine letzte Frage: Warum tut Abwechslung not?
Bei der Intervention in der positiven Psychologie sind Vielfalt und Timing wichtig

In diesem letzten Kapitel haben Sie gesehen, dass sich die Wissenschaft eine ganze Reihe von kleinen Übungen ausgedacht und deren Effektivität überprüft hat, mit denen wir unser Gespür für das Glück und/oder unsere Fähigkeit, glücklich zu sein, steigern können. So können wir beispielsweise daran arbeiten, wieder zu lernen, die kleinen Freuden des Lebens zu genießen, wir können unseren Kummer aufschreiben, um ihn besser zu verstehen, unser Geld für „pro-soziale" Zwecke ausgeben, unseren Optimismus pflegen, lernen zu meditieren oder ein Dankbarkeitstagebuch führen usw. All diese Praktiken haben sich in genauen wissenschaftlichen Untersuchungen als wirksam erwiesen, und es besteht kaum ein Zweifel daran, dass sie auch Ihnen helfen können, ihrer Stimmung „Auftrieb" zu geben.

Doch ebenso, wie wir uns rasch an Reichtum, Schönheit oder sogar die Liebe gewöhnen, können auch diese das Glück fördernden Aktivitäten leicht zur Gewohnheit werden. Wollen wir dauerhaft von ihnen profitieren, auch nachdem der Reiz der ersten Wochen verflogen ist, sollten wir für eine gewisse Abwechslung sorgen.

Wie wichtig die Vielfalt bei den das Glück stimulierenden Aktivitäten ist, veranschaulicht die folgende Untersuchung.

Ken Sheldon, Julia Boehm und Sonja Lyubomirsky forderten 52 Studenten auf, etwas zu tun, was sich in vorausgegangenen Studien immer wieder als sehr effektiv erwiesen hatte, sie sollten sich nämlich hilfsbereit erweisen, ohne eine Gegenleistung dafür zu erwarten (Sheldon et al., im Druck). Die Probanden sollten deshalb zunächst zehn Gefälligkeiten auflisten, die sie normalerweise nicht erbringen würden (beispielsweise abwaschen, auch wenn man nicht an der Reihe ist, einem Freund den Wagen leihen, im Restaurant ein großzügiges Trinkgeld hinterlassen, einem alten Menschen beim Tragen der Einkaufstüten helfen usw.). Danach sollten sie zehn Wochen lang all das wirklich tun. Die eine Hälfte der Probanden sollte sich eine *einzige* Tätigkeit aus ihrer Liste auswählen und sich einmal in der Woche entsprechend verhalten (Gruppe mit geringer Variabilität). Die andere Gruppe erhielt die Anweisung, jede Woche *etwas anderes* zu tun (Gruppe mit hoher Variabilität). Vor und nach dem Versuch wurde der Zufriedenheitsgrad der Probanden ermittelt.

Wie aufgrund vorhergehender Untersuchungen zu erwarten stand, verbesserte sich die Zufriedenheit bei den Versuchspersonen, die jede Woche eine andere gute Tat vollbrachten. Die anderen indes, und das ist das wichtigste Ergebnis, fühlten sich nach dem Experiment *weniger glücklich* als zuvor. Auf diese Weise war den Forschern der Nachweis gelungen, dass sich die glücksfördernden Tätigkeiten bei aller Effizienz als kontraproduktiv erweisen können, wenn sie automatisch wiederholt werden und die Abwechslung fehlt.

Es ist aber nicht nur wichtig, die *Art* der Tätigkeit zu wechseln, ebenso wichtig ist es, die *Häufigkeit* zu variieren, damit sie nicht zur Routine verkommen. 2005 haben Sonja Lyubomirsky und ihr Team beispielsweise aufgezeigt, dass es wirksamer ist, nur einmal in der Woche ein Dankbarkeitstagebuch (wie im vorigen Abschnitt beschrieben) zu führen und nicht dreimal (Lyubomirsky et al., 2005). Ein Zuviel an Dankbarkeit tötet diese!

In diesem Buch haben wir ein breites Spektrum an Faktoren und Tätigkeiten vorgestellt, die *im Schnitt* einen Einfluss auf unser Glück ausüben, *das Wunderrezept schlechthin* gibt es allerdings nicht. Jeder von uns hat seine eigenen Bedürfnisse, Interessen, Werte, Fähigkeiten und Neigungen. Was dem einen nützt, mag beim anderen wirkungslos bleiben oder ihm sogar schaden. Deshalb müssen wir uns die Tätigkeiten auswählen, die am besten zu unserer Persönlichkeit passen. Schließlich interessieren wir uns ja nicht alle für Meditation, Sport oder das Führen eines persönlichen Tagebuchs. Dennoch wage ich zu hoffen, dass dieses Buch Ihnen ein wenig dabei hilft, Ihren ganz eigenen Weg zum Glück zu finden.

Literatur

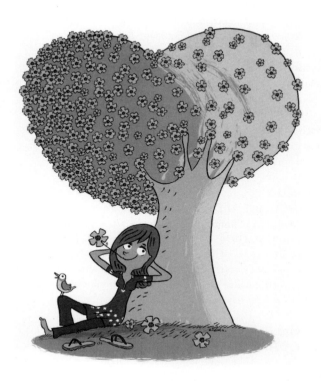

Abschnitt 1

Schwarz, N. & Strack, F. (1991). Evaluating one's life: A judgment model of subjective well-being, in: F. Strack, M. Argyle & N. Schwarz (Hrsg.), *Subjective Well-Being: An Interdisciplinary Perspective,* Oxford (GB), Pergamon Press, S. 27–48.

Strack, F., Martin, L. & Schwarz, N. (1988). Priming and communication: The social determinants of information use in judgments of life-satisfaction. *European Journal of Social Psychology, 18,* 429–442.

Ucros, C. G. (1989). Mood state-dependent memory: A meta-analysis. *Cognition & Emotion, 3,* 139–169.

Abschnitt 2

Tsai, J. L., Louie, J. Y., Chen, E. E. & Uchida, Y. (2007). Learning what feelings to desire: Socialization of ideal affect through children's storybooks. *Personality and Social Psychology Bulletin, 33,* 17–30.

Abschnitt 3

Redelmeier, D. A., Katz, J. & Kahneman, D. (2003). Memories of colonoscopy: A randomized trial. *Pain, 104,* 187–194.

Abschnitt 4

Csikszenthihalyi, M. (1990). *Flow: The Psychology of Optimal Experience,* New York, Harper and Row.

Abschnitt 5

Fredrickson, B. L. & Losada, M. F. (2005). Positive affect and the complex dynamics of human flourishing. *American Psychologist, 60,* 678–86.

Gottmann, J. M. (1994). *What Predicts Divorce? The Relationship between Marital Processes and Marital Outcomes,* Hillsdale, NJ, Erlbaum.

Losada, M.F. & Heaphy, E. (2004). The role of positivity and connectivity in the performance of business teams: A nonlinear dynamics model. *American Behavioral Scientist, 47,* 740–765.

Abschnitt 6

Fowler, J. H. & Christakis, N. A. (2008). Dynamic spread of happiness in a large social network: Longitudinal analysis over 20 years in the Framingham heart study. *British Medical Journal*, doi: 10.1093/pan/mpl002.

Abschnitt 7
LYUBOMIRSKY, S. & LEPPER, H. S. (1999). A measure of subjective happiness: Preliminary reliability and construct validation. *Social Indicators Research, 46,* 137–155.

Abschnitt 8
INGLEHART, R. (2004). Subjective well-being rankings of 82 societies (based on combined happiness and life satisfaction scores), World Values Survey, verfügbar unter www.worldvaluessurvey.org.

INGLEHART, R. & KUNGEMANN, H. D. (2000). Genes, culture, democracy, and happiness, in: E. DIENER & E.M. SUH, *Culture and Subjective Well-Being,* Cambridge, MA, MIT Press, S. 165–184.

Abschnitt 9
BISWAS-DIENER, R., VITTERSØ, J. & DIENER, E. (2010). The Danish effect: Beginning to explain high well-being in Denmark. *Social Indicators Research, 97,* 229–246.

CHRISTENSEN, K., HERSKIND, A. M. & VAULPEL, J. W. (2006). Why Danes are smug: Comparative study of life satisfaction in the European Union. *British Medical Journal, 333,* 1289–1291.

Abschnitt 10
OISHI, S. & DIENER, E. (2003). Culture and well-being: The cycle of action, evaluation, and decision. *Personality and Social Psychology Bulletin, 29,* 939–949.

Abschnitt 11
STEVENSON, B. & WOLFERS, J. (2009). The paradox of declining female happiness. *American Economic Journal: Economic Policy, 1,* 190–225.

Abschnitt 12

Kruglanski, A. W., Pierro, A., Mannetti, L. & De Grada, E. (2006). Groups as epistemic providers: Need for closure and the unfolding of group-centrism. *Psychological Review, 113*, 84–100.

Napier, J. L. & Jost, J. T. (2008). Why are conservatives happier than liberals? *Psychological Science, 19*, 565–572.

Taylor, P., Funk, C. & Craighill, P. (2006). Are we happy yet? Beitrag vom 19. August 2007 auf der Website des Pew Research Center, http://pewresearch.org/assets/social.pdf/AreWeHappyYet.pdf.

Abschnitt 13

Abel, E. L. & Kruger, M. L. (2010). Smile intensity in photographs predicts longevity. *Psychological Science, 21*, 542–544.

Danner, D. D., Snowdon, D. A. & Friesen, W. V. (2001). Positive emotions in early life and longevity: Findings from the nun study. *Journal of Personality and Social Psychology, 80*, 804–813.

Davidson, K. W., Mostofsky, E. & Whang, W. (2010). Don't worry, be happy: Positive affect and reduced 10-year incident coronary heart disease: The Canadian Nova Scotia Health Survey. *European Heart Journal, 37*, 1065–1070.

Rosenkranz, M. A., Jackson, D. C., Dalton, K. M., Dolski, I., Ryff, C. D., Singer, B. H. et al. (2003). Affective style and in vivo immune response: Neurobehavioral mechanisms. *Proceedings of the National Academy of Sciences of the United States of America, 700*, 11148–11152.

Abschnitt 14

Boehm, J. K. & Lyubomirsky, S. (2008). Does happiness promote career success? *Journal of Career Assessment, 16*, 101–116.

Burger, J. M. & Caldwell, D. F. (2000). Personality, social activities, job-search behavior and interview success: Distinguishing between PANAS trait positive affect and NEO extraversion. *Motivation and Emotion, 24*, 51–62.

Diener, E., Nickerson, C., Lucas, R. E. & Sandvik, E. (2002). Dispositional affect and job outcomes. *Social Indicators Research, 59*, 229–259.

Abschnitt 15

Harker, L. & Keltner, D. (2001). Expressions of positive emotion in women's college yearbook pictures and their relationship to personality and life outcomes across adulthood. *Journal of Personality and Social Psychology, 80,* 112–124.

Hertenstein, M. J., Hansel, C. A., Butts, A. M. & Hile, S. N. (2009). Smile intensity in photographs predicts divorce later in life. *Motivation and Emotion, 33,* 99–105.

Abschnitt 16

Guven, C., Senik, C. & Stichnoth, L. (2010). You can't be happier than your wife: Happiness gaps and divorce. *ZEW Discussion Paper,* n° 10–008.

Abschnitt 17

Borgonovi, F. (2008). Doing well by doing good. The relations hip between formal volunteering and self-reported health and happiness. *Social Science and Medicine, 66,* 2321–2334.

Dunn, E. W., Aknin, L. & Norton, M. I. (2008). Spending money on others promotes happiness. *Science, 319,* 1687–1688.

Isen, A.M. & Levin, P.F. (1972). Effect offeeling good on helping: Cookies and kindness. *Journal of Personality and Social Psychology, 21,* 384–388.

Mayer, F. S. & Frantz, C. M. (2004). The connectedness to nature scale: A measure of individuals' feeling in community with nature. *Journal of Environmental Psychology 24,* 503–515.

Rosenhan, D. L., Underwood, B. & Moore, B. (1974). Affect moderates self-gratification and altruism. *Journal of Personality and Social Psychology, 30,* 546–552.

Abschnitt 18

Fredrickson, B. & Branigan, C. (2005). Positive emotions broaden the scope of attention and thought-action repertoires. *Cognition and Emotion, 19,* 313–332.

Petty, R. E., DeSteno, D. & Rucker, D. D. (2001). The role of affect in attitude change, in: J.P. Forgas (Hrsg.), *Handbook of Affect and Social Cognition,* Mahwah, NJ: Erlbaum, S. 212–233.

Abschnitt 19
Bodenhausen, G. V., Kramer, G. P. & Süsser, K. (1994). Happiness and stereotypic thinking in social judgment. *Journal of Personality and Social Psychology, 66,* 621–632.

Abschnitt 20
Afsa, C. & Marcus, V. (2008). Le bonheur attend-il le nombre des années? *France, portrait social,* Ausgabe 2008, INSEE.

Aknin, L. B., Norton, M. I. & Dunn, E. W. (2009). From wealth to well-being? Money matters, but less than people think. *Journal of Positive Psychology, 4,* 523–527.

Quoidbach, J., Dunn, E. W., Petrides, K. V. & Mikolajczak, M. (2010). Money giveth, money taketh away: The dual effect of wealth on happiness. *Psychological Science, 21,* 759–763.

Abschnitt 21
Stutzer, A. & Frey, B. S. (2008). Stress that doesn't pay: The commuting paradox. *Scandinavian Journal of Economics, 110,* 339–366.

Stutzer, A. (2009). Commuting and happiness. Beitrag für die Jahresversammlung der AGS, Zürich vom Januar 2009.

Abschnitt 22
Bruno, M. A., Pellas, F., Bernheim, J. L., Ledoux, D., Goldman, S., Demertzi, A. et al. (2008). Quelle vie après le Locked-In Syndrome? *Revue médicale de Liège, 63,* 445–451.

Feinman, S. (1978). The blind as "ordinary people". *Journal of Visual Impairment and Blindness, 72,* 231–238.

Riis, J., Loewenstein, G., Baron, J. Jepson, C., Fagerlin, A. & Ubel, P. A. (2005). Ignorance of hedonic adaptation to hemodialysis: A study using ecological momentary assessment. *Journal of Experimental Psychology: General, 134,* 3–9.

Abschnitt 23
Diener, E., Wolsic, B. & Fujita, F. (1995). Physical attractiveness and subjective well-being. *Journal of Personality and Social Psychology, 69,* 120–129.

GUÉGUIN, N. (2011). *Pourquoi faut-il sourire quand on n'est pas beau?* Paris: Dunod.

LAUT, V. C., ADAMS, G. & ANDERSON, S. (2009). Does attractiveness buy happiness? It depends on where you're from. *Personal Relationships, 16*, 619–630.

Abschnitt 24

ARGYLE, M. (1999). Causes and correlates of happiness, in: D. KAHNEMAN, E. DIENER & N. SCHWARZ (Hrsg.), *Well-Being: Foundations of Hedonic Psychology*, New York, Russell-Sage, S. 353–373.

DITELLA, R., MACCULLOCH, R. J, & OSWALD, A. J, (2003). The macroeconomics of happiness. *The Review of Economics and Statistics, 85*, 809–827.

JUSTER, F. T. (1985). Preferences for work and leisure, in: F. T. JUSTER & F. P. STAFFORD (Hrsg.), *Time, Goods, and Well-Being*, Ann Arbor, Institute for Social Research, S. 397–414.

KAHNEMAN, D., KRUEGER, A.B., SCHKADE, D. A., SCHWARZ, N. & STONE, A. A. (2004). A survey method for characterizing daily life experience: The day reconstruction method. *Science, 306*, 1776–1780.

TWENGE, J. M., CAMPBELL, W. K. & FOSTER, C. A. (2003). Parenthood and marital satisfaction: A meta-analytic review. *Journal of Marriage and Family, 65(3)*, 574–583.

Abschnitt 25

AFSA, C. & MARCUS, V. (2008). Le bonheur attend-il le nombre des années? *France, portrait social*, Ausgabe 2008, INSEE.

BLANCHFLOWER, D. G. & OSWALD, A. J. (2008). Is well-being U-shaped over the life cycle? *Social Science and Medicine, 66*, 1733–1749.

GARRY, J. & LOHAN, M. (2009). Mispredicting happiness across the adult lifespan: Implications for the risky health behaviour of young people. *Journal of Happiness Studies*, 10.1007/s10902-009-9174-1.

STONE, A. A., SCHWARTZ, J. E., BRODERICK, J. E. & DEATON, A. (2010). A snapshot of the age distribution of psychological well-being in the United States. *Proceedings of the National Academy of Sciences, 707*, 9985-9990.

Abschnitt 26

Gilbert, D. T. & Wilson, T. D. (2009). Why the brain talks to itself: Sources of error in emotional prediction. *Philosophical Transactions of the Royal Society B: Biological Sciences, 364*, 1335–1341.

Loewenstein, G., Prelec, D. & Shatto, C. (1998). Hot/cold intrapersonal empathy gaps and the under-prediction of curiosity. Unveröffentlichtes Manuskript, Pittsburgh, PA, Carnegie Mellon University.

Morewedge, C. K., Gilbert, D. T. & Wilson, T. D. (2005). The least likely of times: How remembering the past biases forecasts of the future. *Psychological Science, 76*, 626–630.

Quoidbach, J. & Dunn, E. W. (im Druck). Personality neglect: The unforeseen impact of personal dispositions on emotional life. *Psychological Science*.

Van Boven, L. & Loewenstein, G. (2003). Social projection of transient drive states. *Personality and Social Psychology Bulletin, 29*, 1159–1168.

Wilson, T. D., Wheatley, T. P., Meyers, J. M., Gilbert, D. T. & Axsom, D. (2000). Focalism: A source of durability bias in affective forecasting. *Journal of Personality and Social Psychology, 78*, 821–836.

Abschnitt 27

Caspi, A., Sugden, K., Moffitt, T. E., Taylor, A., Craig, L. W., Harrington, H. *et al.* (2003). Influence of life stress on depression: Moderation by a polymorphism in the 5-HTT gene. *Science, 301*, 386–389.

Fox, E., Ridgewell, A. & Ashwin, C. (2009). Looking on the bright side: Biased attention and the human serotonin transporter gene. *Proceedings of the Royal Society B, 276*, 1747–1751.

Furman, D. J., Hamilton, J. P., Joormann, J & Gotlib, I. H. (im Druck). Altered timing of amygdala activation during sad mood elaboration as a function of 5-HTTLPR. *Social Cognitive and Affective Neuroscience*.

Lykken. D. & Tellegen. A. (1996). Happiness is a stochastic phenomenon, *Psychological Science, 7,* 186-189.

Nishimura, A. L., Oliviera, J. R. M. & Zatz, M. (2009). The human serotonin transporter gene explains why some populations are more optimistic ? *Molecular Psychiatry, 14,* 828; doi: 10.1038/mp.2009.48.

Taylor, S. E., Way, B. M., Welch, W. T., Hilmert, C. J., Lehman, B. J. & Eisenberger, N. I (2006). Early family environment, current adversity, the serotonin transporter promoter polymorphism, and depressive symptomatology. *Biological Psychiatry, 60,* 671–676.

Abschnitt 28

Aron, A., Norman, C. C., Aron, E. N., McKenna, C. & Heyman, R. E. (2000). Couples' shared participation in novel and arousing activities and experienced relationship quality. *Journal of Personality and Social Psychology, 78,* 273–284.

Lucas, R. E., Clark, A. E., Georgellis, Y. & Diener, E. (2003). Reexamining adaptation and the set point model of happiness: Reactions to changes in marital status. *Journal of Personality and Social Psychology, 84,* 527–539.

Stack, S. & Eshleman, J. R. (1998). Marital status and happiness: A 17-nation study. *Journal of Marriage and Family, 60,* 527–536.

Abschnitt 29

Blanchflower, D. G. & Oswald, A. J. (2004). Money, sex and happiness: An empirical study. *Scandinavian Journal of Economics, 106,* 393–416.

Brody, S. (2006). Blood pressure reactivity to stress is better for people who recently had penile-vaginal intercourse than for people who had other or no sexual activity. *Biological Psychology, 71,* 214–222.

Abschnitt 30

Rath, T. (2006). *Vital Friends: The People You Can't Afford to Live Without,* Gallup Press.

Tunney, R. (2008). They are rich who have true friends. Pressemitteilung der University of Nottingham, verfügbar unter http://communications.nottingham.ac.uk/News/Article/They-are-rich-who-have-true-friends.htmI.

Abschnitt 31

Mehl, M. R., Vazire, S., Holleran, S. E. & Clark, C. S. (2010). Eavesdropping on happiness. *Psychological Science, 21,* 539–541.

Abschnitt 32

HEADEY, B. (2008). Life goals matter to happiness: A revision of set-point theory. *Social Indicators Research, 86*, 213–231.

NIEMIEC, C. P., RYAN, R. M. & DECI, E. L. (2009). The path taken: Consequences of attaining intrinsic and extrinsic aspirations in post-college life. *Journal of Research in Personality, 43*, 291–306.

Abschnitt 33

CAMPBELL, A., CONVERSE, P. E. & RODGERS, W. L. (1976). *The Quality of American Life,* New York, Russell Sage Foundation.

LYONS, P. (2008). The crafting of jobs and individual differences. *Journal of Business and Psychology, 23*, 25–36.

WRZESNIEWSKI, A., MCCAULEY, C., ROZIN, P. & SCHWARTZ, B. (1997). Jobs careers, and callings: People's relations to their work. *Journal of Research in Personality, 31*, 21–33.

Abschnitt 34

GROSS, J. J. & JOHN, O. P. (2003). Individual differences in two emotion regulation processes: Implications for affect, relationships, and well-being. *Journal of Personality and Social Psychology, 85*, 348–362.

MATHEWS, A. & MACKINTOSH, B. (2000). Induced emotional interpretation bias and anxiety. *Journal of Abnormal Psychology, 709,* 602–615.

MIKOLAJCZAK, M., QUOIDBACH, J., KOTSOU, I. & NÉLIS, D. (2009). *Les Compétences émotionnelles,* Paris, Dunod.

SCHARTAU, P., DALGLEISH, T. & DUNN, B. D. (2009). Seeing the bigger picture: Training in perspective broadening reduces self-reported affect and psychophysiological response to distressing films and autobiographical memories. *Journal of Abnormal Psychology, 118*, 15–27.

YIEND, J., MACKINTOSH, B. & MATHEWS, A. (2005). Enduring consequences of experimentally induced biases in interpretation. *Behaviour Research and Therapy, 43*, 779–797.

Abschnitt 35

GILBERT, D. T. & EBERT, E. J. (2002). Decisions and revisions: The affective forecasting of changeable outcomes. *Journal of Personality and Social Psychology, 82*, 503–514.

IYENGAR, S. S. & LEPPER, M. R. (2000). When choice is demotivating. *Journal of Personality and Social Psychology, 79*, 995–1006.

IYENGAR, S. S., WELLS, R. E. & SCHWARTZ, B. (2006). Doing better but feeling worse. *Psychological Science, 77*, 143–150.

NENKOV, G. Y., MORRIN, M., WARD, A., SCHWARTZ, B. & HULLAND, J. (2008). A short form of the Maximization Scale: Factor structure, reliability and validity studies. *Judgment and Decision Making, 3*, 371–388.

SCHWARTZ, B., WARD, A., MONTEROSSO, J., LYUBOMIRSKY, S., WHITE, K. & LEHMAN, D. R. (2002). Maximizing versus satisficing: happiness is a matter of choice. *Journal of Personality and Social Psychology, 83*, 1178–1197.

Abschnitt 36

DAVIDSON, R. J., KABAT-ZINN, J., SCHUMACHER, J., ROSENKRANZ, M., MULLER, D., SANTORELLI, S. F. et al. (2003). Alterations in brain and immune function produced by mindfulness meditation. *Psychosomatic Medicine, 65*, 564–570.

MAGUIRE, E. A., GADIAN, D. G., JOHNSRUDE, I. S., GOOD, C. D., ASHBURNER, J., FRACKOWIAK, R. S. J. et al. (2000). Navigation-related structural change in the hippocampi of taxi drivers. *Proceedings of the National Academy of Sciences of the United States of America, 97*, 4398–4403.

PAQUETTE, V., LEVESQUE, J., MENSOUR, B., LEROUX, J.-M., BEAUDOIN, G., BOURGOUIN, P. et al. (2003). Change the mind and you change the brain: Effects of cognitive-behavioral therapy on the neural correlates of spider phobia. *Neuroimage, 18*, 401–409.

SHELINE, Y. I. (2003). Neuroimaging studies of mood disorder effects on the brain. *Biological Psychiatry, 54*, 338–352.

URRY, H. et al. (2004). Making a Life Worth Living, *Psychological Science, 15,* 367-372.

Abschnitt 37

KURTZ, J. L., WILSON, T. D. & GILBERT, D. T. (2007). Quantity versus uncertainty: When winning one prize is better than winning two. *Journal of Experimental Social Psychology, 43*, 979–985.

WILSON, T. D., CENTERBAR, D. B., KERMER, D. A. & GILBERT, D. T. (2005). The pleasures of uncertainty: Prolonging positive moods in ways people do not anticipate. *Journal of Personality and Social Psychology, 88*, 5–21.

Abschnitt 38
CAMPBELL, R. S. & PENNEBAKER, J. W. (2003). The secret life of pronouns: Flexibility in writing style and physical health. *Psychological Science, 14*, 60–65.

LYUBOMIRSKY, S., SOUSA, L. & DICKERHOOF, R. (2006). The costs and benefits of writing, talking, and thinking about life's triumphs and defeats. *Journal of Personality and Social Psychology, 90*, 692–708.

Abschnitt 39
MACLEOD, A. K. & SALAMINIOU, E. (2001). Reduced positive future-thinking in depression: Cognitive and affective factors. *Cognition & Emotion, 15*, 99–107.

QUOIDBACH, J., WOOD, A. & HANSENNE, M. (2009). Back to the future: The effect of daily practice of mental time travel into the future on happiness and anxiety. *Journal of Positive Psychology, 4*, 349–355.

Abschnitt 40
BOYCE, C. J. & WOOD, A. M. (2010). Money or mental health: The cost of alleviating psychological distress with monetary compensation versus psychological therapy. *Health Economics, Policy and Law, 1–8*.

OSWALD, A. J. & POWDTHAVEE, N. (2008). Death, happiness, and the calculation of compensatory damages. *Journal of Legal Studies, 37*, 217–251.

Abschnitt 41
WOOD, J. V., PERUNOVIC, W. Q. & LEE, J. W. (2009). Positive self-statements: Power for some, peril for others. *Psychological Science, 20*, 860–866.

Abschnitt 42
NAWIJN, J., MARCHAND, M. A, VEENHOVEN, R. & VINGERHOETS, A. J. (2010). Vacationers happier, but most not happier after a holiday. *Applied Research in Quality of Life,* DOI: 10.1007/s11482-009-9091-9.

Abschnitt 43

Dunn, E. W., Aknin, L. B. & Norton, M. I. (2008). Spending money on others promotes happiness. *Science, 379,* 1687–1688.

Norton, M.I., Anik, L., Aknin, L.B., Quoidbach, J. & Dunn, E.W. (2010). The prosocial workplace: Prosocial spending increases employee satisfaction and job performance. Beitrag für die Academy of Management, Montreal, Kanada, August 2010.

Abschnitt 44

Finzi, E. & Wasserman, E. (2006). Treatment of depression with Botulinum Toxin A: A case series. *Dermatologie Surgery, 32,* 645–650.

Mori, H. & Mori, K. (2007). A test of the passive facial feedback hypothesis: We feel sorry because we cry. *Perceptual and Motor Skills, 105,* 1242–1244.

Mori, K. & Mori, H. (2009). Another test of the passive facial feedback hypothesis: When your face smiles, you feel happy. *Perceptual and Motor Skills, 109,* 76–78.

Strack, F., Martin, L. L. & Stepper, S. (1988). Inhibiting and facilitating conditions of the human smile: A nonobtrusive test of the facial feedback hypothesis. *Journal of Personality and Social Psychology, 54,* 768–777.

Tidd, K. L. & Lockard, J. S. (1978). Monetary significance of the affiliative smile: A case for reciprocal altruism. *Bulletin of the Psychonomic Society, 11,* 344–346.

Abschnitt 45

Babyak, M., Blumenthal, J. A., Herman, S., Khatri, P., Doraiswamy, M., Morre, K. et al. (2000). Exercise treatment for major depression: Maintenance of therapeutic benefit at 10 months. *Psychosomatic Medicine, 62,* 633–638.

Biddle, S., Fox, K. R. & Boutcher, S. H. (2000). *Physical activity, mental health, and psychological wellbeing.* London: Routledge & Keagan Paul.

Bjørnebekk, A., Mathé, A.A. & Brené, S. (2005). The antidepressant effect of running is associated with increased hippocampal cell proliferation. *International Journal of Neuropsychopharmacology, 8,* 357–368.

Kahn, E. B., Ramsey, L. T., Brownson, R. C., Heath, G. W., Howze, E. H., Powell, K. E., Stone, E. J., Rajab, M. W. & Corso, P. (2002). The effectiveness of interventions to increase physical activity: A systematic review. *American Journal of Preventive Medicine, 22,* 73-107.

Motl, R. W., Konopack, J-F., McAuley, E., Elavsky, S., Jerome, G. J. & Marquez, D. X. (2005). Depressive symptoms among older adults: Long-term reduction after a physical activity intervention. *Journal of Behavioral Medicine, 28,* 385–394.

Abschnitt 46

Fredrickson, B.L., Cohn, M.A., Coffey, K.A., Pek, J. & Finkel, S.M. (2008). Open hearts build lives: Positive emotions, induced through loving-kindness meditation, build consequential personal resources. *Journal of Personality and Social Psychology, 95,* 1045–1062.

Kabat-Zinn, J. (2003). Mindfulness-based interventions in context: Past, present and future.*Clinical Psychology: Science and Practice, 10,* 144-156.

Lutz, A., Greischar, L. L., Rawlings, N. B., Ricard, M. & Davidson, R. J. (2004). Long-term meditators self-induce high-amplitude gamma synchrony during mental practice. *Proceedings of the National Academy of Sciences of the United States of America, 101,* 16369–16373.

Abschnitt 47

Velten, E. (1968). A laboratory task for induction of mood states. *Behavior Research and Therapy, 6,* 473–482.

Westermann, R., Spies, K., Stahl, G. & Hesse, F. W. (1996). Relative effectiveness and validity of mood induction procedures: A metaanalysis. *European Journal of Social Psychology, 26,* 557–580.

Abschnitt 48

Gable, S. L., Gonzaga, G. C. & Strachman, A. (2006). Will you be there for me when things go right? Supportive responses to positive event disclosures. *Journal of Personality and Social Psychology, 91,* 904–917.

Lyubomirsky, S. (2008). *The How of Happiness,* Penguin Press.

Abschnitt 49

Nelson, L. & Meyvis, T. (2008). Interrupted consumption: Adaptation and the disruption of hedonic experience. *Journal of Marketing Research, 45*, 654–664.

Nelson, L., Meyvis, T. & Galak, J. (2009). Enhancing the television viewing experience through commercial interruptions. *Journal of Consumer Research, 36*, 160–172.

Abschnitt 50

Quoidbach, J., Dunn, E. W. & Hansenne, M. (in Vorbereitung). Blasé expert or passionate connoisseur? Dispositional happiness moderates hedonic adaptation.

Abschnitt 51

Emmons, R. A. & McCullough, M. E. (2003). Counting blessings versus burdens: An experimental investigation of gratitude and subjective well-being in daily life. *Journal of Personality and Social Psychology, 84*, 377–389.

McCullough, M. E., Emmons, R. A. & Tsang, J. A. (2002). The grateful disposition: A conceptual and empirical topography. *Journal of Personality and Social Psychology, 82*, 112–127.

Watkins, P., Grimm, D. & Kolts, R. (2004). Counting your blessings: Positive memories among grateful persons. *Current Psychology, 23*, 52–67.

Wood, A. M., Joseph, S., Lloyd, J. & Atkins, S. (2009). Gratitude influences sleep through the mechanism of pre-sleep cognitions. *Journal of Psychosomatic Research 66,* 43–48.

Abschnitt 52

Lyubomirsky, S., Sheldon, K. M. & Schkade, D. (2005). Pursuing happiness: The architecture of sustainable change. *Review of General Psychology, 9*, 111–131.

Sheldon, K. M., Boehm, J. K. & Lyubomirsky, S. (im Druck). Variety is the spice of happiness: The hedonic adaptation prevention (HAP) model, in: Boniwell I. & David S. (Hrsg.), *Oxford Handbook of Happiness,* Oxford, Oxford University Press.

Index

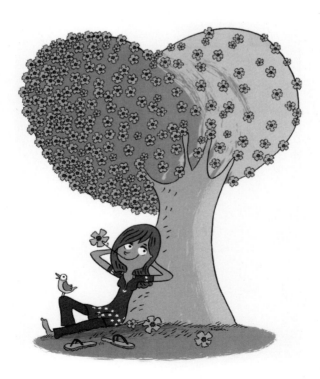

Index

A

Abel E. 49
Achtsamkeitsmeditation 139, 172
Adams G. 81
Afsa C. 69, 92
Aknin L.B. 58, 162, 164
Allel 107 ff
Alter 90 ff
Altruismus (Großzügigkeit) 57 ff, 162 ff
Anderson S. 81
Anik L. 164
Argyle M. 85
Aron A. 116
Aron E.M. 116
Ashburner J. 136
Ashwin C. 109
Atkins S. 184
Aufschreiben 147 ff
außengeleitete (extrinsische) Ziele 123
Autosuggestion 157 ff

B

Babyak M. 168
Baron J. 79
Beaudoion G. 140
Bernheim J.L. 78
Biddle S. 168
Biswas-Diener R. 36
Bjørnebekk A. 170
Blanchflower D. 116, 118
Blumenthal J.H. 168
Bodenhausen G.V. 63
Boehm J. 53, 187
Borgonovi F. 59
Bourgoin P. 140
Boutcher S.H. 168
Boyce C. 155
Branigan C. 60
Brené S. 170
Brody S. 117
Brownson R.C. 168
Bruno M.A. 78
Burger J.M. 51
Butts A.M. 54

C

Caldwell D.F. 51
Campbell A. 124
Campbell R.S. 151
Campbell W.K. 84
Caspi A. 108
Centerbar D.B. 144
Christakis N.A. 22
Christensen K. 36
Clark A.E. 115
Clark C.S. 121
Coffey K.A. 174
Cohn M.A. 174
Converse P.E. 124
Corso P. 168
Craig I.W. 107
Craighill P. 40
Csikszentmihaly M. 13

D

Dalgleish T. 129
Dalton K.M. 49
Dankbarkeit 184 ff
Danner D.D. 47
Davidson K.W. 50
Davidson R. 139, 173
Deci E.L. 122
DeGrada E. 41
Demertzi A. 78
Depression 105, 108, 153, 166, 168 ff
DeSteno D. 62
Dickerhoof R. 148
Diener E. 36, 37, 52, 83, 115
DiTella R. 86
Dolski I. 49
Doraiswamy M. 168
Dunn B.D. 129
Dunn E. 59, 68, 71, 98, 162, 164, 182

E

Ebert J. 132
Ehe 113 ff
Eisenberger N.I. 113
Elavsky S. 170
Elternschaft 84 ff
Emmons R.A. 184
Emotion 60 ff
Erinnerung (Gedächtnis) 11 ff, 88, 96, 184
Eshleman J.R. 113

experience-sampling-Methode 14

F

Falsche Vorstellungen (focusing illusion) 5
Feinman S. 79
Finkel S.M. 174
Finzi E. 166
Flow 13 ff
Foster C.A. 84
Fowler J. 22
Fox E. 109
Fox K.R. 168
Frackowiak R.S.J. 136
Frantz C.M. 59
Fredrickson B. 18, 60, 174
Freunde 117 ff
Frey B. 74
Friesen N.V. 47
Funk C. 40
Fujita F. 83
Furman D.J. 109

G

Gable S.L. 178
Gadian D.G. 136
Galak J. 181
Garry J. 93
Gedächtnis (Erinnerung) 11 ff, 88, 96, 184
Geld (Reichtum) 33, 67 ff, 116
Genuss 72

Georgellis Y.   115
Gesichts-Feedback   165 ff
Gesundheit   47 ff, 77 ff, 150, 184
Gewohnheit   130, 137, 176
Gilbert D.   96, 97, 132, 144, 145
Gini-Index   36
Glücks-Gen   105 ff
Goldmann S.   78
Gonzaga G.C.   178
Good C.D.   136
Gotlib H.   109
Greischar L.   173
Grimm D.   184
Gross J.J.   128
Großzügigkeit (Altruismus)   57 ff, 162 ff
Gottmann J.M.   20
Guéguen N.   82
Guven C.   55

H

Hamilton J.P.   109
Hansel L.A.   54
Hansenne M.   153, 182
Harker L.A.   53
Harrington H.   107
Heady B.   123
Heath G.W.   168
Herskind A.M.   36
Hertenstein M.J.   54
Hesse F.W.   175
Heyman R.E.   116
Hile S.N.   54
Hilmert C.J.   113
Holleran S.E,   121
Howze E.H.   168
5-HTTLPR-Gen   107 ff

I

Inglehart R.   31
intrinsische Ziele   123
Isen A.M.   57

J

Jackson D.C.   49
Jepson C.   79
Jerome G.J.   170
job crafting   126
John O.P.   128
Johnsrude I.S.   136
Joorman J.   109
Joseph S.   184
Jost J.   42
Juster F.T.   86

K

Kabat-Zinn J.   139, 171
Kahn E.B.   168
Kahneman D.   5, 11, 12, 86
Katz J.   12
Keltner D.   53
Kermer D.A.   144
Khatri P.   168
kognitive Neubewertung   127 ff
kognitive Therapie   171

kognitive Verhaltenstherapie 140
Kolts R.   184
Konopack J.F.   170
Kotsou I.   128
Krueger A.B.   86
Kruger H.   49
Kruglansky A.W.   41
Kultur   33, 37 ff
Kurtz J.L.   145

L

Lächeln   49, 53, 73, 165 ff
Ledoux D.   78
Lee J.W.   158
Lehman B.J.   113
Lehman D.R.   135
Lepper H.S.   27
Lepper M.R.   131
Leroux J.M.   140
Lévesque J.   140
Levin P.F.   57
Lloyd J.   184
Lockard J.S.   167
Loewenstein G.   79, 99, 100
Lohan M.   93
Losada M.   18
Loving-Kindness-Meditation   174
Lucas R.E.   52, 115
Lutz A.   172
Lyengar S.S.   131, 135, 187
Lykken D.   105

Lyons P.   126
Lyubomirsky S.   25, 53, 148, 179

M

Macculloch R.J.   86
Mackintosh B.   130
MacLeod A.K.   153
Maguire E.A.   136
Mannetti L.   41
Marchand M.A.   160
Marcus V.   69, 92
Marquez D.X.   170
Martin L.L.   5, 165
Mathé A.A,   170
Mathews A.   130
Maximalisten   133 ff
Mayer F.S.   59
McAuley E.   170
McCauley C.   125
McCullough M.E.   184
McKenna C.   116
Meditation   139, 171 ff
Mehl M.   121
Mensour B.   140
Meyvis T.   180, 181
Mikolajczak M.   71, 128
Moffit T.E.   107
Monterosso J.   135
Moore B.   38
Morre K.   168
Morewedge C.   96
Mori H.   166
Mori K.   166

Mostofsky E. 50
Motl R. 171
Muller D. 139

N

Napier J. 42
Nawijn J. 160
Nélis D. 128
Nelson L. 180, 181
Nenkov G.Y. 133
Neubewertung 127 ff
Neuroplastizität 136 ff
Nickerson C. 52
Niemec C. 122
Nishimura A.L. 111
Norman C.C. 116
Norton M.I. 58, 68, 162, 164

O

Oishi S. 37
Oliveira J.R.M. 111
Optimismus 105, 109, 154
Oswald A.J. 86, 92, 116, 118, 155

P

Paarbeziehung 20, 55, 84, 178
Paquette V. 140
Pek J. 174
Pellas F. 78
Pendlerparadox 76
Pennebaker J.W. 150, 151
Perides K.V. 71

Perunovic W.Q. 158
Petty R.E. 62
Pierro A. 41
Plaut V.C. 81
Positive Psychologie 184, 186
Powdhavee N. 155
Powell K.E. 168
Prelec D. 100
Projektion 97 ff, 152 ff
psychological well-being 7

Q

Quoidbach J. 71, 98, 128, 153, 164, 182

R

Rajab M.W. 168
Ramsey L.T. 168
Rath T. 119
Rawlings N.B. 173
Redelmeier D.A. 12
Reichtum (Geld) 33, 67 ff, 116, 156
Ricard M. 173
Ridgewell A. 109
Riis J. 79
Rawlings N.B. 172
Rodgers W.L. 124
Rosenhan D.L. 58
Rosenkranz M.A. 49, 139
Rozin P. 125
Rucker D.D. 62
Ryan R.M. 122
Ryff C.D. 49

S

Salaminiou E. 153
Santorelli S.F. 139
Schartau P. 129
Schikade D.A. 86, 187
Schönheit 81 ff
Schumacher J. 139
Schwarz N. 3, 5, 86
Schwartz B. 125, 135
Senik C. 55
Sex 116
Shatto C. 100
Sheldon K. 187
Singer B.H. 49
Snowdon D.A. 47
Sousa L. 148
Spies K. 175
Stack S. 113
Stahl G. 175
Stepper S. 165
Stevenson B. 39
Stichgoth L. 55
Stimmung 3, 53, 60 ff, 175
Stone A.A. 86, 90
Stone E.J. 168
Strachman A. 178
Strack F. 3, 5, 165
Stutzer A. 74, 76
subjective well-being 7
Suesser K. 63
Sugden K. 107

T

Taylor A. 107

Taylor S.E. 40, 113
Tellegen A. 105
Therapie 140, 154 ff
Tidd K.L. 167
Tsai J. 8
Tsang J.A. 184
Tunney R. 118
Twenge J.M. 84

U

Ubel P.A. 79
Ucros C.G. 4
Underwood B. 58
Ungewissheit 144 ff
Urry H. 139

V

Van Boven L. 99
Vaulpel J.W. 36
Vazire S. 121
Veenhoven R. 160
Vingerhoets A,J. 160
Vittersø J. 36
Velten E. 176

W

Ward A. 135
Wasserman E. 166
Watkins P. 184
Way B.M. 113
Welch W.T. 113
Wells R.E. 135
Westermann R. 175
Whang W. 50

White K. 135
Wilson T.D. 96, 97, 144, 145
Wohlbefinden (*subjective wellbeing*) 7
Wolfers J. 39
Wolsic B. 83
Wood A.M. 153, 155, 184
Wood J.V. 158
Wrzesniewsky A. 125

Y
Yiend J. 130

Z
Zatz M. 111
Ziele (persönliche) 122
Zufriedenheit 3 ff

Printing and Binding: Stürtz GmbH, Würzburg